朝日新書
Asahi Shinsho 972

デジタル脳クライシス

AI時代をどう生きるか

酒井邦嘉

朝日新聞出版

はじめに

スマートフォン（以下、スマホ）、タブレット、パーソナルコンピューター（以下、パソコン）、電子書籍リーダー、電子辞書、ゲーム専用機……。日常的に利用する機器は人により違いがあるものの、私たちは多くのデジタル機器に囲まれて生活しています。スマホの普及はとりわけ著しく、インターネットを介したニュースや気象情報からSNS（social networking service）まで、片時も手放せないという人は周りに多くいることでしょう。

文化庁の世論調査（平成26年度「国語に関する世論調査」）によると、「日常生活において、文字を手書きする機会がある」という人が7割強にとどまった一方で、「文字を手書きする習慣をこれからの時代も大切にすべきであると思う」人は9割を超えています。

私の周りでも、今なお手帳やメモは手書きに限るという人が多くいますし、パソコンを使ってもスマホは全く使わないという研究者も複数知っています。

ライフスタイルや好みに合わせてアナログ機器とデジタル機器を使い分けられるようになったのは喜ばしいことでしょうが、大人も子どもも生活全般でデジタル機器に依存しすぎていることに、私は強い危機感を覚えます。ＡＩ（artificial intelligence 人工知能）でバラ色の未来が来るわけでもなく、無理をしてデジタル技術とつきあおうとする必要などないと思うからです。

「デジタル社会の実現」が国家の目標として掲げられ、学校教育でも「生成ＡＩの活用」が推し進められようとする時代になりました。２０１９年に始まった国の「ＧＩＧＡ《ギガ》スクール構想」からコロナ禍《か》を経て、学校の児童や生徒も一人一台の端末（コンピュータ）を使用することになりましたから、教育への影響は計り知れません。ちなみに、この「ＧＩＧＡ」とは、Global and Innovation Gateway for Allという和製英語で(Innovationとありますが、文法的に正しいのはInnovativeです)、デジタル機器の情報量の単位「ギガバイト」とは無関係です。

このように、変化の激しいＩＴ（information technology 情報技術）やＤＸ（digital transformation デジタル化による変革）の時流に乗ろうとする人がいる一方で、全くついて行けないという人や、徹底的に抗《あらが》いたいと考える人もいるでしょう。たとえＩＴやＤＸが国家戦略や基本路線といえども、その価値観をうのみにしては自分を見失うことになります。ハイテク（先端技術）全般に対して言えることですが、「新しい技術はよいものだ」と妄信するのは、とても危険な思考停止なのです。革新的な（右記の innovative）技術は進歩や進化と見なされがちですが、「過去の技術の改悪や破壊、そして退化につながるかもしれない」と疑ってかかるほうが、よほど健全なつきあい方だと言えます。

ＩＴへの苦手意識の裏返しで、「せめて我が子にはＩＴに強くなってほしい」という願望を持つ親は多いかもしれません。そうした漠然とした願いは、デジタル機器に対する目をいっそう曇らせます。子どもたちがＩＴに強くなることと、確かな思考力を身に付けること、そのどちらを優先すべきでしょうか。適切な思考力が身に付けばＩＴにも強くなるでしょうが、その逆は成り立ちません。なぜなら、初めからＩＴやデジタル機器に頼ることで自分の頭を使わなくなるからです。本書では、この等閑視《とうかんし》されがちな事実を科学的に示していこうと思います。

デジタル脳クライシス

ＡＩ時代をどう生きるか

目次

第2章　合成ＡＩの脅威　45

第3章　ペンはキーボードより強し　77

第4章　脳の仕組みを知る　111

図版　上泉　隆

第１章

デジタル機器やAIの、何が危険なのか

「タイパ」で失うもの

今やメディアの形態も多様化しています。文章や画像から動画まで、個人の発信から過去の芸術作品のアーカイブまで、そして膨大な広告を含めれば、インターネット上のコンテンツは星の数ほどあります。興味深い情報の収集には、自分の関心をよほど絞らない限り、いくら時間があっても足りません。タイムパフォーマンス（いわゆるタイパ）が、コストパフォーマンス（いわゆるコスパ）と同様に重要課題となったのも、世相の反映でしょう。「時は金なり（Time is money.）」という格言は18世紀はじめからありますが、現代ではその切迫感が極限に達しているようです。

動画は倍速以上で視聴、音楽はイントロをカットし、本はインターネット上の「あらすじ」や「おすすめ」の投稿を先に見てから、読むかどうかを決める。このようにタイパが優先されるあまり、想像力を働かせる余地すらなくなってしまいました。そのようなやり方で、映画や音楽、そして小説といった芸術表現の神髄を味わうことができるでしょうか。

情報を表面的にかすめ取ることで、文脈を軽視した刹那《せつな》的な吸収しかできなくなっていて、しかもその弊害に全く気づいていないようです。底が浅い理解しかしていないのに、当人は分かった気になっていますから、知ったかぶりが常態化しています。それをかまわずに「レビュー」を書き込み、他者がその情報を頼りにするというのでは、負の連鎖としか言いようがありません。

ここまで知的な基本機能が衰退しつつあるなかで、今やＡＩが現れたのですから、社会学者や未来学者の弁を待つことなく、次世代の行く末は明らかでしょう。しかも、手をこまねいて見ているうちに、後戻りできなくなっています。

「周りが急いでいるから自分も急がなくては」と流されるのはやめましょう。教育を立て直し、必要な時間をかけて啓蒙《けいもう》の力を取り戻すこと以外に、解決策はないと私は考えます。

「もやもや感」を大切にすること

インターネット検索における大きな問題は、少しでも答えらしきものが得られたら、それで目的が達せられたと勘違いをしてしまうことです。それは探求のゴールではなく、むしろ出発点にすぎません。書かれたことを正確に理解しようと努め、時にはその根拠を疑い、さらに自分の考えとしてまとめていく過程こそが肝要です。

その過程は、問題が複雑に感じられたり、よく分からないことがいくつもあったりするため、「もやもや感」を味わうことと思います。その感覚を大切にして、疑問を放置しないことが、実は創造力の素養につながるのです。

そうした「もやもや感」を、どのくらい頭の中で「飼っておく」ことができるでしょうか。それが創造的な活動であれば、さまざまなアイディアを長く温めておく必要があるわけです。アイザック・ニュートン（1642－1727）の類いまれな能力について、次のような指摘があります。

「彼の特有な天稟《てんぴん》は、まっすぐに見きわめてしまうまで、純粋に知的な問題を絶え間なく心の中に持ちつづける能力であった。〔中略〕ニュートンは一つの問題を数時間も、数日も、数週間も、ついにそれが彼に秘密を打明けるまで、心の中に持ちつづけることのできる人であったとおもう」（『人物評伝』J・M・ケインズ著、熊谷尚夫・大野忠男訳、

岩波書店、1959年、pp.317–318)。

イギリスの詩人として有名なジョン・キーツ(1795–1821)は、そうした「もやもや感」の大切さに気づき、初めて"negative capability"と呼んだそうです(1817年の書簡)。未《いま》だ適切な訳語がないので、意訳で「**棚上げ能力**」としておきましょう。これは、不確かなことや疑問をあえて理詰めで解決しようとはしない、という意味でnegative(否定的)なのです。むしろ問題を棚上げしてしまって、日の目を見るまで待つということです。

棚上げされた問題がある程度まで頭の中に堆積《たいせき》すれば、創造力の土壌になり、解決の糸口につながる可能性があるでしょう。精神科学の領域では、対象を少し広げて、不安や不愉快なことであっても、うまく棚上げして対処できるような能力を指します。

情報量が過多の時代では、棚上げすること自体が難しく、中途半端なことはできるだけ抹消して次の情報の渉猟《しょうりょう》に移るという傾向が高まっています。それは短期的な問題解決には役立つかもしれませんが、中期的、長期的な問題に対しては無力です。刹那的な思考にのみ頼るのは危険だということでもあり、脳の持久力が問われる問題です。

AI時代をどう生きるか

人間の脳は、インターネット上の膨大な情報をどこまで受け付けてくれるのでしょう。自分の好みに偏《かたよ》った情報の吸収を続ければ、知らず知らずのうちに「偏食」が目立つようになりますし、自分で考える前に際限なく情報を摂取することで、「消化不良」を起こしたり、「過食」や「拒食」が生じたりするかもしれません。

自分にとって都合が良かったり願望を満たしたりする情報に偏る傾向のことを「**確証バイアス**」と言います。それは自分の考えにとって確証の高い情報のみに目を向け、それを反証するような情報からは目を背け続けるわけです。そもそも考える必要がありませんし、未知のことに挑んでいく意欲も乏しくなります。その副作用として、思考力そのものが低下したり、無気力になったりすることが容易に予想されます。

たとえば厚生労働省の「衛生行政報告例」によれば、精神障害者保健福祉手帳の保持者数は、2007年度（約44万3千人）から2022年度（約134万5千人）の15年間に3倍を超えました。現代人が精神のバランスを崩しやすいことに、インターネットを介した確証バイアスが一因となっている可能性があります。

インターネットからの過剰な情報摂取だけでも精神への深刻な影響が懸念されるところに、チャットGPTなどの「生成AI」が2023年頃から普及し始めました。特に日本人は新し物好きの傾向が強いためか、AIの危険も顧《かえり》みずに飛びついた人たちの意見が目に付きました。今や、文章や画像などを大量に「合成」するようなAIが、人間の知的な作品に取って代わろうとしています。このまま行くと、学問や芸術もそのオリジナルの価値を失う恐れがあります。ここで踏みとどまらないと、人類の文明を急速に衰退させることになるでしょう。

必要性があって技術を使うならよいのですが、逆に技術が先立って「あるから使わなくては」と考えたり、使用をあおったりするのは大問題です。日本では古来、青銅器や鉄砲のように新しい技術が次々と伝来してくる状況でしたから、無条件に新技術とつきあおうとする精神風土が今なお先立つのかもしれません。

しかし、現状の教育方針のままでAIを導入すれば、生徒や学生が物事を自分の頭で考えようとしなくなるのは明白です。事ここに至って、行きすぎたＡＩ技術は身近な危険を生み出す脅威になりました。この問題については、第2章で詳しく扱います。

インターネットを介して、データのサーバー（コンテンツ提供用のコンピューター）にあるデジタル情報を閲覧できるのは便利ですが、同時にハッカー（コンピューターへの不法侵入者）や、時には内部からの悪意ある攻撃や改ざんに備えるセキュリティ対策も必要となりました。定期的なコンピューターの更新を怠《おこた》って古いシステムを使っていると、もはや安全な状態とは言えません。

そこで欧米の博物館などでは、保存が難しかったり、オリジナルが失われたりした資料や作品のデジタル・アーカイブに対して、あえて紙に印刷して保存する必要が生じています。それは、たとえデータがサイバー攻撃で改ざんされたとしても、元の状態を紙で確認できるようにするためです。これは、「オリジナル→デジタル化→紙への保存」という不思議な原点回帰ですが、火や虫害から免《まぬか》れさえすれば「紙」が最も保存力に優れるということの証しとも言えます。

つまり、アーカイブ化の前提としてデジタル化の必要性があるわけではないのです。

実際、インターネット上で資料が公開されるようになる以前から、丁寧に複写されて紙に印刷されたものが、ファクシミリ版として出版されてきました。たとえば、私の手元にある夏目漱石の自筆原稿（『直筆で読む「坊っちゃん」』集英社新書ヴィジュアル版、2007年）や、ベートーヴェンの自筆譜を見ると、生々しい推敲《すいこう》の跡から壮絶な創作の過程を垣間見《かいまみ》ることができます。その圧倒的な情報量を五感で味わうには、ファクシミリ版もやはり「紙の本」でなくてはなりません。

その一方でインターネットやデジタル機器の恩恵の例に、オンライン会議の普及が挙げられます。オンライン上での打ち合わせは、海外にいる人とでも顔を見て、資料を共有しながら話ができます。この利便性を思えば、もはや対面で談話する必要がなくなったと思う人もいることでしょう。

しかし、アイディアを出し合ったり、難しい交渉の場で意見交換したりするときは、オンライン会議には明らかな不足があり、対面の代わりになる同等のものではありません。そもそも見渡せる視野がカメラの画角や画面サイズに限られてしまいますし、視線方向の問題も重要です。「目は口ほどに物を言う」わけで、相手と目を合わせることで言外《げんがい》の気持ちを酌《く》んだり、意思の疎通を図ったりできますが、画面上で目を見ようとするとビデオカメラの光軸からはどうしても外れてしまいます。そのため、自分は相手のほうを見据えて話しているつもりでも、相手の画面では自分があさっての方向を見ているとしか映りません。ビデオカメラを直視すると、今度は相手の顔がよく見えなくなります。相手もまた自分のほうを見て話してくれなければ、お互いの真意が読み取りにくいわけです。こうした点を考えただけでも、オンライン会話がいかに不自然なシステムか分かるでしょう。

デジタル情報化時代の急速かつ激しい変化を思えば、その荒波にのまれて自分を見失いそうになるのは、むしろ当然です。そうならないためには、これまで以上に強い意志が必要となるでしょう。「AI時代をどう生きるか」という差し迫った問いに対して、経済や効率の価値観からではなく、人間の創造性や教育の原点に立って答えを見つけようとするのが、本書のねらいです。

デジタルとアナログ

「**デジタル**（digital）」という言葉は、本来「1か0か」という「ビット」（二進法）で表す方式を指しますが、転じてコンピューターを最大限活用しようとする様子を意味するようになりました。数を数えるときに指（digit）を曲げたり伸ばしたりするのが、英語の語源となっています。デジタルは、ビット情報を扱う電子機器（ハードウェア）やプログラム（ソフトウェア）全般の代名詞ともなっています。

AIの実体は、デジタル計算という一連の手続き（アルゴリズム）にすぎません。入力したデータを学習させ、後の計算に利用できるようにすることを指して、「**機械学習**」と呼びます。

デジタル画像を例に取ると、1ビットでは「白か黒か」という極端な表現しかできませんが、8ビット（$=2^8=256$）なら、256段階の濃淡（グレースケール）で表現できるわけです。また、デジタルペンの筆圧感知は12ビット（$=2^{12}=4{,}096$）の段階のものが一般的で、数値としては大きいのですが、万年筆のタッチには遠く及びません。

一方、「**アナログ**（analogue）」は連続値による表現ですから、なめらかな階調を表現できます。オーディオの世界で、レコード盤（アナログレコード）が再び注目を浴びているのも、デジタルへの反動なのかもしれません。ただ、ノイズが混入する場合は、アナログの情報量が頭打ちになりますし、デジタル化でノイズの除去が容易になる場合もあります。

この本が扱うのは、そのようなデジタルとアナログの方式の違いではなく、たとえば電卓と「そろばん」のような、デジタル機器とアナログ機器の対比です。本書のタイトルにした「**デジタル脳クライシス**」とは、「デジタル機器やデジタル技術の虜《とりこ》になった人の脳が直面する危機や岐路（クライシス）」という意味合いです。私は言語脳科学を研究してきたので、主に言語と脳という独自の視点から考えてみたいと思います。

考える前に調べる「検索依存症」

気になる情報を調べたり、断片的にしか思い出せなかったりするとき、ネット検索が欠かせないという人は多いでしょう。スマホがあれば、電波の届かない地域を除いて、いつでもどこでも気軽に検索できます。しかし、そうした習慣の潜在的な危険性に気づいている人は、どの程度いるでしょうか。

ネット検索の結果が膨大なら、すべてに目を通すことなどできません。先頭あたりの項目で不十分なら次のいくつかを見て、そのまま続けるか、検索の言葉や条件を変えることになります。どんなに検索エンジンが進歩しても、思い通りの要求に応えられる保証などありません。

物心ついたときからインターネットが使えた「デジタルネイティブ」世代は、ネット検索が当たり前でしょうが、その前の時代では、自力で解決できる問題か、まず考える時間を過ごす必要がありました。解決の自信がなければ、関連するテーマの本を探して読んだり、詳しい人に聞きに行ったりしたわけです。今やそれは手間や時間がかかり、効率の悪い方法だと思われるかもしれません。しかし、その間に自分の考えを整理できたり、思わぬ発見をしたりすることは少なくなかったのです。

自分で考える前に調べてしまうことが常態化するのが「**検索依存症**」です。理解が不十分でも答えが見つかっただけで満足しがちですから、忘れやすいものです。結果的に同じことを何度も検索することになります。学校での「調べ学習」が、単にネット検索の結果をまとめて終わるようでは、十分な学習効果は期待できません。頭を使わずに済み、楽をすることがあたかも技術の恩恵であるかのように錯覚されています。あくまで「思考が主、検索は従」ではありませんか。

確かにさまざまな肉体労働の機械化は、大幅な作業の効率化を生みました。頭脳労働の機械化も、それと同じように作業の効率化を生むと期待されています。しかしそれは同時に、労働に対する喜びを奪い、労働の価値そのものを貶《おとし》めることにつながることを忘れてはなりません。知的活動まで失ってしまったら、人間には何が残るでしょうか。人間の尊厳までを手放すことにはならないでしょうか。

機械が人間の知能を上回ることを「シンギュラリティ」と呼びますが、そうした議論が「AIによって人の仕事が奪われる」ことの正当化につながることを私は憂《うれ》えます。人間の知能は、そもそも「効率」という尺度では測れないものですから、機械と比べること自体が間違いでしょう。

考える前に合成してしまう「AI依存症」

現状のAIはデータの合成ができるだけで、人間のような生成能力があるわけではありません。用語の混同による誤解を避けるため、本書では「生成ＡＩ」ではなく「**合成ＡＩ**」と呼ぶことにします。言語や画像に限らず比較的広い対象に使われる「汎用《はんよう》ＡＩ」(artificial general intelligence, AGI) もまた、合成ＡＩであることに変わりはありません。

アメリカの言語学者**ノーム・チョムスキー**（１９２８－）は、「英語話者が新たな発話を産み出したり理解したり出来る一方、他の新たな列〔筆者註：音素《おんそ》や文字の列〕を英語には属さないものとして退けることが出来るという能力」に注目しました（『統辞構造論』ノーム・チョムスキー著、福井直樹・辻子美保子訳、岩波文庫、２０１４年、p.29)。この「英語」は、日本語を含めあらゆる自然言語に置き換えることができます。ただ新たなものを産み出すだけでなく、退けたり捨てたりできて初めて、本当の意味での「**生成**」になるのです。その選別の能力にこそ、人間としての知能や知性が現れています。

選別の能力という点で、チャットＧＰＴなどの合成ＡＩは人間に遠く及びません。構造や意味はもちろん、論理や筋の通らない文章をいくらでも合成してしまいます。ですから、人間のような言語能力や創造性はないと断言できます。

チョムスキーは合成ＡＩの脅威について、「ＡＩ─機械学習─は、言語と知識に関して根本的に誤った概念を技術にもたらすことで、我々のサイエンスを退化させ、我々の倫理を貶める」と警鐘を鳴らしています（ニューヨークタイムズ紙、2023年3月8日付）。

合成ＡＩに小説を書かせたり俳句を作らせたりして、面白がっている場合ではありません。そうした文章はもっともらしく見せかけた「文字列」にすぎないのですから、人間のほうが無理に解釈する必要などないはずです。「新技術は賢い人にしか使いこなせない」などと喧伝《けんでん》されても、「王様は裸だ」と真実の声を上げたいものです。

しかし、学校の作文やレポートから、社内文書や公的サービスにまで、合成ＡＩによる文章が出回る時代になりました。ワード・プロセッサー（ワープロ。以下、パソコンで使用するソフトウェアも含みます）などの機能に組み込まれた合成ＡＩを使えば、自分で考える前に文章の作成をソフトウェアに委《ゆだ》ねてしまうことになります。これが「**ＡＩ依存症**」です。

ＡＩがもてはやされる背景には「文章の作成が面倒だ」「対応には定型文で十分だ」

といった、言葉を軽視する風潮があるでしょう。また、今までにない何か新しいものができるかのような、淡い期待があるのかもしれません。

しかも、「専門性を身に付けていない人にもAIによって創作が可能になるだろう」といった安易な考えは、クリエイターの仕事を軽視するものです。この風潮が広まったら、真のクリエイターという仕事は成り立たなくなることでしょうし、本人が自覚しないまま創造的な能力が低下することになります。

合成AIが無制限に使われると、過去の作品の粗悪な類似物、つまり「○○風」や「○○もどき」が大量に出回ることになります。過去の名作であっても、似たようなものが簡単に手に入るとなると、その名作は価値を失います。長年の研鑽《けんさん》と修業を積んで学芸の極致に達することの意義を、いま一度問い直す時期に来ているのかもしれません。

「一億総無脳化」

1950年代にテレビが普及し始めた頃、「一億総白痴《はくち》化」という流行語が現れました。これは、低俗なテレビ番組ばかりを受動的に見ていると、人々の想像力や思考力の低下につながるという当時の知識人による警鐘でした。

もちろん、質の高いテレビ番組はありますし、そうしたものを能動的に選んで鑑賞する限りは、何ら問題ありません。映画などの娯楽も同様です。しかし、インターネット上の記事や動画を次々と受動的に見続けるのは、テレビ漬けの状態とほとんど変わりありません。想像力や思考力に影響しないというほうが不思議でしょう。

子どもたちがゲーム機やスマホを片時も手放さず、画面に見入っている状況も、同様に想像力や思考力の低下が懸念されます。なぜなら、画面を通して次々と大量の情報が押し寄せてくるため、自分で考える余裕がほとんどなくなり、空想の機会すら奪われる状況が常態化するからです。

今や子どもだけでなく乳幼児にまで、親が動画を見せてしまう時代です。親子の会話が極端に乏しくなると言語発達に影響を与えるという事実、動画を見続けることで能動的な想像力や思考力が奪われるという恐れは、まだ常識となっていないようです。これは社会的にも大きな問題であり、しっかりした検証が必要です。

テレビのCM（コマーシャル）に限らずウェブページやSNS上の広告でも、動画やアニメーションが多用されるようになり、どんどん過剰になっています。たとえばダウンロードの画面は広告で埋め尽くされ、どれが本当のボタンなのか分からないほどです。しかも目を惹《ひ》くために、高速の動きや点滅を繰り返す仕様になっています。これは相当、脳を疲れさせ、同時に考える余地を奪います。こうした過剰な広告に対しては、画面を瞬時に覆い隠すしか、なすすべもありません。

緊急の対応が必要なときに、スマホの通知ポップアップ機能は確かに便利ですが、重要度に応じた通知設定にしておかないと、本来の作業に対する集中力の妨《さまた》げとなります。通知設定をオフにしても、新着メールやＳＮＳの更新が気になると、繰り返しチェックしないと気が済まなくなるでしょう。子どもから大人までがそうした環境にさらされ続ければ、便利さと引き換えに、日本中の人たちは脳を知的な機能に使えなくなってしまいます。そのことを、「一億総無脳化」とでも呼びましょうか。

「デジタル認知症」？

デジタル機器は他の多くの自動機械と同様に、基本的に「楽」で「便利」で「効率的」な方法を私たちに提供してくれます。となれば、デジタル機器への依存度が高くなるのは無理のないことでしょう。しかし、それらが本当に使いやすいデザインになっているか、精神的および知的な観点で使用者の健康を損なわないものかどうかは、また別の問題です。

かな漢字変換に頼ることで、簡単な漢字が書けなくなったということは確かにあるでしょう。スケジュール管理なども含めていつでもデジタル端末に頼れると思っていると、約束の日時を忘れてしまったり、勘違いしたりすることも増えているのではないでしょうか。そもそも覚えようとすらしていないのかもしれません。

そうした人々の不安に呼応するように、「デジタル認知症」などという言葉が登場したり、そうしたテーマの本（『デジタル・デメンチア—子どもの思考力を奪うデジタル認知障害』マンフレド・シュピッツァー著、小林敏明訳、講談社、２０１４年）が出版されたりしています（デメンチアとは認知症の意）。ただしこの用語は、デジタル機器への依存に伴う認知機能の低下が認知症の初期症状に似ているという程度の意味であって、疾患として確立した名称ではありません。

また、「デジタル機器が脳に悪影響を及ぼし、認知症を引き起こす」とまで言い切れるほど、科学的に因果関係が示されているわけでもありません。脳科学はまだ、分かっていることよりも分かっていないことのほうがはるかに多い分野です。認知症のように医学的なアプローチの重要度が高い分野の中には、投薬や治療法を含め研究が比較的進んでいる領域もありますが、健常者を対象にした長期的な比較研究で、ある特定の生活習慣に対して「脳に悪影響がある」とか「認知症になりやすい」という相関関係を示すだけでも、相当難しいことです。

デジタル機器を使用する人たちと、使用しない人たちの比較をするにしても、最も大きな影響がどのようなタイプの記憶に現れるか予測できるわけではありません。また、デジタル機器の使用と直接関係はなくとも、同様の影響をもたらすような生活習慣を調べる必要もあります。人間の脳と行動についての厳密な科学的研究は、まだ始まったばかりなのですから、「デジタル認知症」などと軽々しく一般化するのは危険だと考えます。

ただし、言語や思考に関する知見を総合したり、断片的な研究成果から類推したりすることで、デジタル機器が脳に及ぼす影響や、将来起こりうることについて、科学的な予測や推論は可能です。本書の問題提起が読者の方々の判断材料となり、さらなる検証の呼び水となることを願っています。

『脳を創る読書』

『脳を創る読書──なぜ「紙の本」が人にとって必要なのか』（実業之日本社、2011年）を私が書いた頃、街角の書店が次々と消えていく様子を目の当たりにしていました。その後、都心部でも大型書店がなくなっていき、本屋がない市町村が日本全国の4分の1を超えるなど、その変化は後戻りできないものとなりました。しかし、何百年も続いてきた読書の大切さがこの十数年で廃《すた》れることなどありえません。ですから、単にかさばるという理由だけで紙の本を手放したり、電子化に頼ったりするのは、安易で拙速《せっそく》な判断でしょう。

『脳を創る読書』の「脳を創る」という言葉に、私は次の三つの意味を込めました。

第一に、読書を通して、言葉の意味を補う「想像力」が自然に高められることです。この想像力とは「行間を読む」ような能力であり、「眼光紙背《がんこうしはい》に徹する」奥義《おうぎ》でもあります。それは書かれた言葉の意味の把握にとどまらず、著者の意図や心情に対する深い理解に努めることであり、さらにその先のことを含めて想像する力が問われます。ですから読書という行為には効率など無関係で、十分な時間とゆとりが必要です。

第二に、読書を通して思索に耽《ふけ》ることで、自分の言葉で「考える力」が自然と身に付くことが挙げられます。読書では、何よりこの余白の部分が貴重でしょう。大量の情報を追いまくられるように読むネット記事は、知らず知らずのうちに受け身になりがちですし、そもそもそれは「読書」とは呼べません。読書をしながら能動的に考えることこそが、自らの世界を広げ、脳を創ることにつながるのです。

第三に、読書を通して脳が実際に変化し成長するという意味があります。第一、第二の点で述べたような読書を積み重ねることで、そうした読書体験が整理され、活用のできる経験や知恵として記憶されます。得られた知は、「経験知」と言うべきものなのです。

読書という能動的な経験は記憶の蓄積など脳の働きに変化をもたらし、日々の成長を促すことになります。経験は知力を支え、物事の意味を体系化して構造化することにもつながりますから、読書は子どもの教育から生涯教育にまで資するのです。暇な時間ができると、ついスマホやパソコンに触ってしまいがちな時代になりましたが、傍《かたわ》らにはいつも、読みかけの本を置いておきたいものです。

タイパを気にするからといって、人より短時間で本を読んだとしても自慢できることではありません。気に入った本は何度でも繰り返して読みたくなるでしょう。『再読だけが創造的な読書術である』（永田希著、筑摩書房、2023年）という本もありますが、もっと「再読」の読書に重きを置きたいものです。そして読書の目標は、決して「多読」でもありません。「時にはぼんやりと時間をつぶすことがあっても、ほとんどまる一日を多読に費やす勤勉な人間は、しだいに自分でものを考える力を失って行く。〔中略〕だが熟慮を重ねることによってのみ、読まれたものは、真に読者のものとなる」と述べたのは、ドイツの哲学者アルトゥル・ショウペンハウエル（1788－1860）です（『読書について 他二篇』A・ショウペンハウエル著、斎藤忍随訳、岩波文庫、1960年、pp.128－129）。

読書の真の効用を活かすうえで、「紙の本」がなぜ必要なのか。本書で改めて考えてみたいと思います。

不毛な読書アンケート

読書アンケートというと、「月に何冊本を読みましたか?」という問いが一般的です。しかし、その数には再読の分が含まれませんから、冊数を問うだけで不毛な調査と言わざるをえません。

そもそも「読書」とは「本の文章を読むこと」ですが、それでは「本」とは何でしょうか。『三省堂国語辞典 第八版』(三省堂、2022年)には、「文章・絵などをかいたり印刷したりした紙のたばを、厚みが出るくらい重ねてとじ、きちんとした表紙をつけたもの」という詳細な語義が載っています。つまり製本と装丁は「本」に必須であり、電子書籍は別物ということです。

全国大学生活協同組合連合会による「学生生活実態調査」によれば、読書を全くしないと回答した大学生が約半数に達する状態が続いています。ただし、この調査には註釈がついていて、「電子書籍を含むが、読書の定義は限定していない」とあります。次に述べるように、読書の対象となる本を限定するのは難しいですが、かといって全く定義しないようでは、回答者によって判断が異なる可能性があります。さすがにインターネット上の記事を読むことを読書と見なすような大学生はいないでしょう。しかし、大学では専門書が教科書や参考書として指定されますから、文系や理系の分野によっても判断が分かれます。読書を全くしないと回答した学生の一部は、そうした本すら読まずに済ませているかもしれませんが。

ある自治体の「読書に関するアンケート調査」では、調査の対象とする「本に入るもの」を小説、図鑑、辞典・辞書、絵本（文章付きのもの）、地理・地図などと具体的に挙げ、その一方で教科書、雑誌、ゲームの攻略本、写真集、画集、マンガを除外していました。このように恣意《しい》的な「読書の定義」に基づくアンケートが繰り返されているのが現実です。

イラストばかりの図鑑を見たり、言葉を辞書で引いたり、地図を眺めたりすることが、はたして「読書」になるのでしょうか。雑誌にはムック本も含まれますし、雑誌の連載小説や、将棋の解説書、紀行文つきの写真集や画文集を読むのは、どうして読書に入らないのでしょう。ユーモア小説を読むのとコミックを読むのに、どんな違いがあると言うのでしょうか。優れたストーリーと絵を含むマンガを、なぜ絵本と区別しなくてはならないのでしょう。

日本では読書や本に対する行政の意識が低いため、そうした浅薄《せんぱく》な線引きによって、読書アンケートがほとんど機能していないのです。それなのに、アンケート結果に基づいて図書館の設置などの公共政策が左右されるとすれば、大いに憂うべきことです。しかも、オンラインや端末の利用に限られる電子書籍の利用状況を過大評価することは、図書室や図書館のスペース縮小に直結します。電子機器があふれる時代だからこそ、紙の本や読書の存在意義を各自が正しく問い直す必要があります。

『スマホ脳』

「ゲーム脳」や「スマホ脳」といった言葉がよく話題に上がりますが、科学的とは言いがたい議論や決めつけも少なくありません。デジタル機器の問題点を広く知らしめた本に、『スマホ脳』(アンデシュ・ハンセン著、久山葉子訳、新潮新書、2020年)があります。著者は精神科医であり、「人間の脳はデジタル社会に適応していない」とか、「SN

Sには脳の報酬中枢を煽《あお》る仕組みがある」といった言葉が目に飛び込んできます。

この『スマホ脳』という本では多くの重要な指摘がなされている一方で、「感情というのはもともと、キリンの長い首やシロクマの白い毛皮と同じように、生き延びるための戦略だった」（p.36）というような非科学的な決めつけも散見されます。生存戦略という進化が一般的に信じられていますが、実は、進化には目的など全くありません。ですから、「○○のために進化した」といった説明はすべて誤りです。首が長くなったキリンは、結果的に生存に有利だったかもしれませんが、生き延びるための戦略として「首を長くした」といったことは、自然界では決して起こりえないのです。

また、「柔軟な記憶を作る能力は、複数の作業を同時にしようとすると部分的に失われてしまう。その原因は、情報が海馬だけでなく線条体にも送られてしまうから」（p.109）といった根拠の乏しい決めつけのもとに、複数の作業を同時に行う「**マルチタスク**」を過小評価しています。この問題点については、本書の第7章で正すことにします。

人間の脳の特性を知る

言語脳科学のこれまでの研究によって、他の動物にはない人間の脳の特性が明らかになってきています。人間独自の脳機能を把握し、それをうまく働かせることで、自分の脳にある潜在能力を引き出せることでしょう。また、そうした「人間らしさ」を見失わない限り、たとえデジタル機器漬けの現代にあっても、どんなことが最優先であり、譲れないことは何か、といった指針は自《おの》ずと得られると思います。

それぞれの人が自分の生活習慣に照らして、デジタル機器との距離の取り方について考えることが大切であり、本書はそのためのヒントを提供するものです。「便利なデジタル機器があるなら使えばよい」という接し方では、機械のほうに「使われる」ままになってしまうでしょう。そうではなく、主体的に「使いたいときに使う」とか、「使うべきとき以外は使わない」という選択が賢くできるように、次章からはより具体的なテーマを設定して、デジタル機器と脳の関係について見ていきたいと思います。

本書では、さまざまな研究の結果を分かりやすく解説しながら、科学的な解釈に徹して紹介していきたいと思います。私のこれまでの著書では、できるだけ簡潔に文章を書こうと努めてきましたが、本書では読者のみなさんに語りかけるように書くことにしました。科学になじみがなかったり、面倒な理屈が苦手だったりする読者にも、あまり構えずに読んでいただきたいと思います。簡潔さはいくぶん犠牲になるかもしれませんが、脳科学の専門用語はもちろん、予備知識についてもその場で解説しながら進めます。一般市民向けの教養講座を聴くようにお読みください。

第2章

合成AIの脅威

前章でデジタル依存がもたらすリスクの一端が分かったことと思います。本章では、合成ＡＩが人間にとってなぜ脅威となるのか、その原因を科学的に明らかにしたいと思います。ここで述べるような問題点を解消するＡＩが将来開発されたなら、人間とロボットがうまく共存できる日が来るかもしれません。しかし、鉄腕アトムやドラえもんといったロボットが開発されるのは遠い先のことでしょう。なぜなら、肝心の人間的な「心」が現状のＡＩには全く搭載されていないからです。その意味でＡＩは何ら人間を超えてなどいないのです。

チャットボットと「対話」できるのか？

チャットボット（chatbot）とは、テキストや音声で人と言葉のやり取り（チャット）ができるロボットのことです。言葉のやり取りといっても、チャットボットには人の心が分からない以上、対話や会話と言えるものではありません。誤解を招くことのないように、「対話型ＡＩ」ではなく「対話風ＡＩ」と言うべきです。

チャットＧＰＴに代表されるような「対話風ＡＩ」の利用が広がっていますが、その実体は何でしょうか。チャットGPTなどのAI自体に説明させれば、「AIが言葉を理解して人と会話するコンピューター・システム」といったものになるでしょう。しかし、そもそも相手の意図や言葉を「理解」する設計ではありませんし、最低限の「会話」にすらなっていないのですから、それは大きな勘違いです。質問に答える形をとることで、人間側があたかも対話であるかのように錯覚してしまい、そのことをプログラムが利用しているだけなのです。

合成AIが言葉の「意味」を扱う方法として、人間が設定した主題（トピック）を含む文書データで、どのような単語が含まれるかを統計的にAIに学習させるモデル（「トピックモデル」と呼ばれます）があります。このモデルによって、逆に特定の単語が現れる確率から主題を推定できますが、意味を大まかに分類するだけです。主題の設定を自動化してしまうと、今度は人間がAIの出した結果に縛られたり、惑わされたりしてしまいます。たとえば、昭和の歌謡曲を主題とする意図で「美空ひばり」という名を出したのに、AIが日本の歌手全般を主題にしてしまうといった混乱がありえます。意味は多面的な要素を持つため、一義的な主題化やカテゴリー化では明らかに情報不足なのです。まして人が持ちうる意図の解析を実現するには、長い道のりがありそうです。実際、チャットGPTの制限事項として、「もっともらしく聞こえるが、意味のない回答を出すことがある」そうです。意味が分からないからといって、合成AIが犯罪や中傷に利用されてはなりませんから、不適切な要求を受け付けないような制限が必要です。

そもそも「機械は対話ができるか?」という問いは、「機械は考えられるか?」という問題と同じように、奇妙です。なぜならこれらの質問は、人間だけが行える対話や思考という言葉の意味を逸脱しているからです。

イギリスの数学者の**アラン・チューリング**（1912－1954）は、「計算する機械と知能」と題する論文（*Mind* 49: 433-460, 1950）において、そうした意味のない問いを立てる代わりに「模倣ゲーム（imitation game）」を提案しました。このゲームでは、質問者が、隔離されて姿の見えない男性Aと女性Bを相手に、文字だけで髪型や趣味などについて自由に質問をします（**図1**）。そうしたやり取りを通して、女性のふりをする「模倣者」Aを見破れたら質問者の勝ちです。逆に、見破れなかったらAの勝ちという

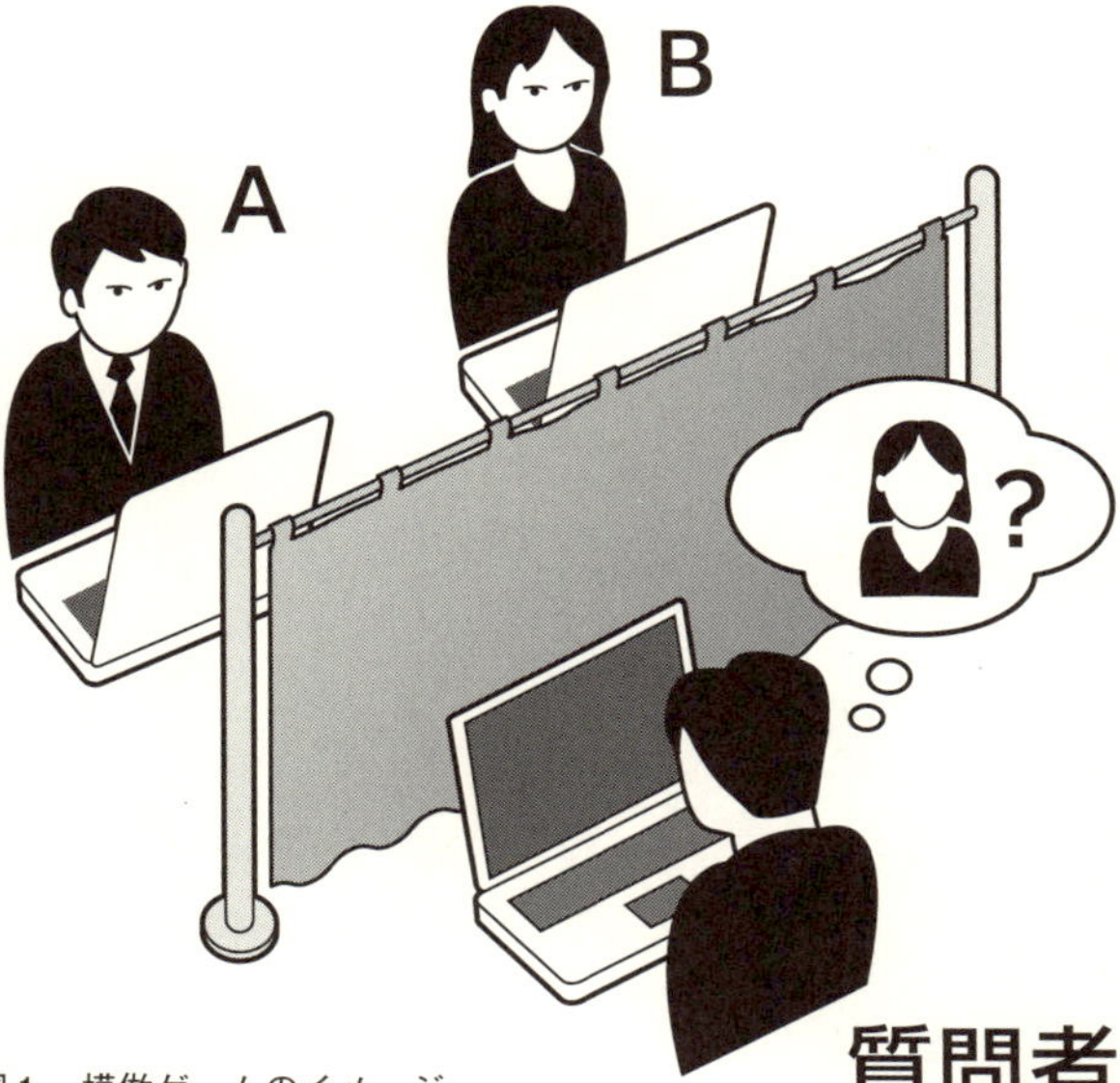

図1　模倣ゲームのイメージ

わけです。

さらにチューリングの論文では、質問者の相手A（男）、B（女）を、A（機械）、B（人間）に入れ替えるという「メタファー（隠喩《いんゆ》）」が提案されています。常に正しく応答する人間Bに対して、人間のふりをするチャットボットがAだったら、質問者はゲームに勝てるでしょうか。

その後、このゲームが実際に試されるようになり、**チューリング・テスト**と呼ばれるようになりました。要するに質問者は、言葉のやり取りを通して相手がどのような「心」を持ち、嘘《うそ》をついているかどうか探ることになります。たとえチャットボットに人間らしい言葉づかいをプログラムしたとしても、心のない言葉は簡単に見破られますから、人のふりをするだけでは明らかに不十分なのです。

こうした対話の問題は、どの言語を用いようとも何ら変わりはありません。外国語だからといって、対話風AＩや自動翻訳機で事足りるはずはないのです。ですから外国語の学習に合成AＩを使う提案など、決してすべきことではありません。心の翻訳機など、この世に存在しないのですから。

人が文章をつづったとしても、「翻訳は創作である」と言われるほど、訳者が持つ裁量の余地は大きいものです。人間でも言外の意までくみ取るのは至難の業《わざ》ですから、まして心を持たない機械にそれを期待するのは禁物です。

心がなく、人の心を理解しようともしないAＩは、録音・再生機能がついただけの人形と大差ありません。合成AＩを相談相手にすること自体、人同士の会話からの逃避であり、何ら問題の解決にはなっていないことを自覚する必要があります。

チャットボットは意味を理解しない

チャットボットは、文や文章の意味を人間のように「理解」させる設計ではないことを述べてきました。その限界は、簡単な文の理解を試すだけで示せます。

たとえば、「太郎が花子に自分の写真を撮らせた」という文には、「太郎自身の写真を撮らせた」と「花子自身の写真を撮らせた」という二つの意味が生じます。ところが現状のチャットGPTは前者しか認識できず、関係ない「文脈」を持ち出したり、「通常、人は自分自身の写真を撮るために他人に頼むことはありません」と決めつけたりします。

人間の言葉に曖昧《あいまい》さは付きものです。たとえば、「土曜と日曜の午後」と文字で書いただけでは、「土曜と日曜、両方の午後」なのか、「土曜の終日と、日曜の午後」を意味するのか曖昧です。この例では、「土曜・日曜・午後」において隣り合うどちらを先に結びつけるか、という文節の作り方が2通りあるわけです。**図2**では、単語間の結びつきを線で表しており、木の枝分かれのようになっているので、**木《き》構造《こうぞう》**と呼びます。このように文や文節の構造に基づく曖昧性のことを**構造的曖昧性**と言います。

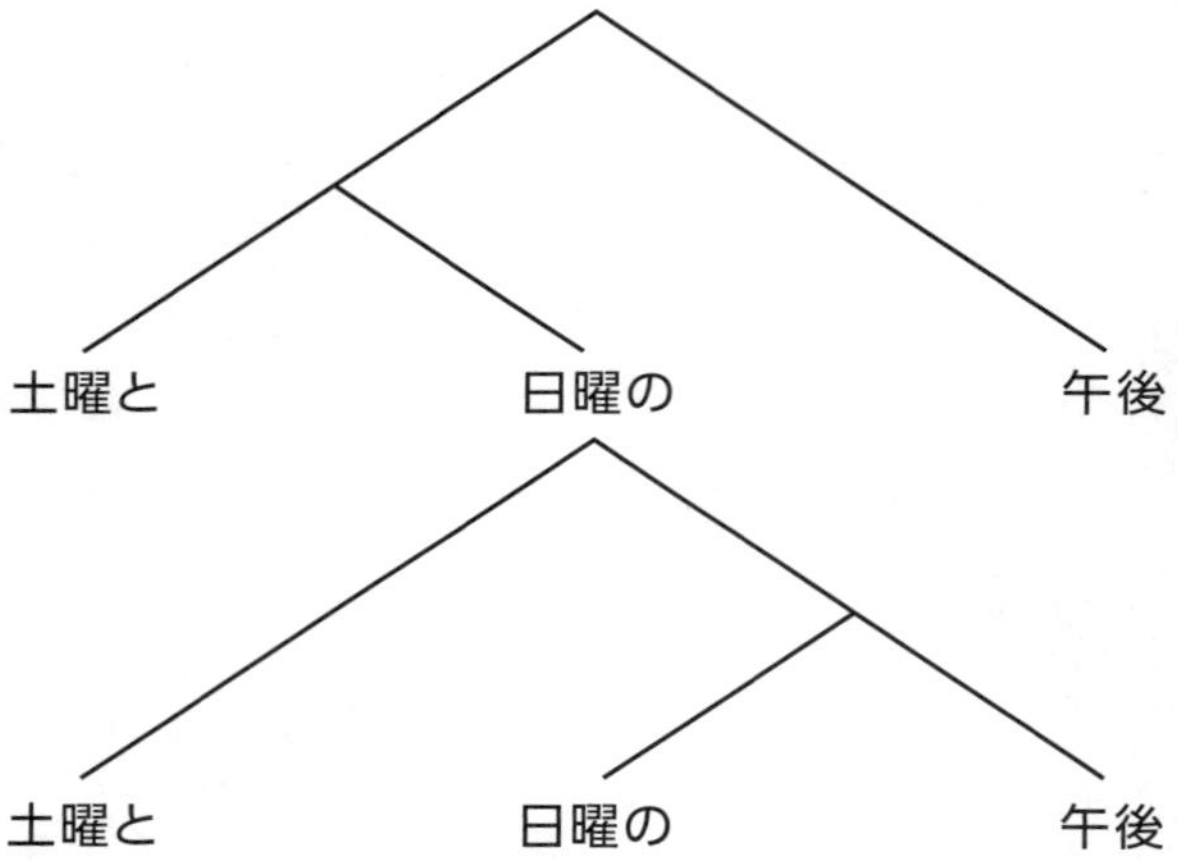

図２　単語の結びつきを表す木構造

ちなみに、「橋の端《はし》を渡る」や「端の橋を渡る」のように、同音異義語などによって生じる曖昧性は、**語彙《ごい》的曖昧性**と言います。日本語は特に同音異義語が多いため、かな漢字変換の学習機能にも明らかな限界があります。

もし「対話型」のＡＩを目指すなら、曖昧な表現を正しく解釈できるよう、発話者に対して確認の質問をするようにしなくてはなりません。そうした対策の積み重ねがない限り、文や文章の意味を正しく理解することはできないはずです。

言葉を軽んじ、相手への配慮を怠れば、人の心というものは簡単にすさんでしまいます。次世代のために美しい言葉を守り続けることは、大人の責任ではないでしょうか。

大規模言語モデルをめぐる誤解

合成ＡＩの技術では、**大規模言語モデル**（large language model, LLM）や画像合成モデルなどが使われています。いずれも大規模な文書データや画像データを使って機械学習を行うことで、条件に合った結果を統計的に合成するモデルです。「大規模」と聞くと信頼性が高まるように思いがちですが、データの量は信頼性を何ら保証しません。「悪貨は良貨を駆逐す」と言うように、出力の精度はデータの質に左右されるからです。

大規模言語モデルとは、複数の単語が文章の中でどのような確率で共に現れるか（共起《きょうき》確率と呼ばれます）という計算によって文を合成しようというモデルです。これは情報を先に送る（フィードフォワードと言います）だけのモデルで、情報を差し戻すこと（フィードバック）がない分、処理速度を優先しています。また、一般に文章の文脈によって確率を変えるための機構（トランスフォーマーと呼ばれます）を多段階で使うことで、出力される文章の一貫性を保とうとします。ただし、これらの抽象的な計算モデルが「文脈」を取り入れていると言っても、直感的な文章理解からは懸け離れています。

先ほど説明した木構造を一般化したものを「**統辞構造**《とうじ》」と言いますが、大規模言語モデルはそもそも統辞構造を作るようなモデルではありません。それにもかかわらず大規模言語モデルがあたかも優秀な「言語モデル」であるかのように宣伝されており、そのことに対してチョムスキーは、第1章で紹介したように「言語と知識に関して根本的に誤った概念を技術にもたらす」と警鐘を鳴らしています。

ただ、「人間による言語学習と大規模言語モデルの学習は、大きく異なるように思われる」といった指摘（『人工知能の哲学入門』鈴木貴之著、勁草書房、2024年、p.145）は正しいのですが、「大規模言語モデルが直接的に表現しているのは語と語の共起確率だが、そこには、文法構造などに関する情報が何らかの仕方で暗黙のうちに表現されているのかもしれない」（同p.146）という意見は誤解です。文法自体は構造など持ちませんし、統辞構造や文法規則を無視したAIのモデルは、言語学や言語哲学に新たな概念をもたらしたり、改訂を加えたりする可能性が全く期待できないほど未熟なものなのです。この点について、もう少し詳しく見ていきましょう。

線形順序モデルの限界

合成ＡＩによって文が作られていくとき、単語ごとに次に現れやすい語の頻度を参照しながら、その前に現れた語との対応が正しくなるように単語を選んでいきます。このように、単語を直線上に並べる方式のことを**線形順序**《せんけい》と言います。

線形順序だけの解析では、「土曜と日曜の午後」といった構造的な曖昧性が扱えません。音声ですと、「土曜と日曜の　午後」と「土曜と　日曜の午後」のように「間」を入れたり、抑揚《よくよう》を変化させたりして、両者を区別することができます。しかし標準的な文字表記では区別できないのですから、文字で作られたデータベースはどんなに大規模でも無力ですし、それを使う言語モデルは何ら役に立たないのです。たとえ音声のデータベースを使ったとしても、「土曜と日曜、両方の午後」と、「土曜の終日と、日曜の午後」のどちらの意味なのかを、統計的に決めることはできません。どちらも同じように正しいのですから。

次に、「私は昨日、家でりんごを食べた」という文を考えてみましょう。線形順序で単語の連鎖を作るのは、たやすいと思ったかもしれません。しかし、「私は昨日、家でりんごを食べよう」という文では、時制の対応が間違っています。「私は明日、家でりんごを食べよう」と正すこともできますが、今度は事実ではなく希望を表すことになって、意味が変わります。

つまり、単に直前の単語からのつながりを追うような線形順序では正しい文が作れず、「昨日~食べた」や「明日~食べよう」といった単語どうしの対応を必ず確認する必要があるのです。そうしないと、「昨日~食べよう」や「明日~食べた」といった非文《ひぶん》(文法的に誤った文)ができてしまいます。

それだけではありません。この文の「りんご」の前には、いくらでも長い修飾語(節)をつけ加えることができます。たとえば、「私は昨日、家で、田舎から送ってきたよく熟《う》れてとてもおいしそうなりんごをみんなで食べた」というぐあいです。挿入句の長さには実質的に制限がないので、**可能無限**と言います。可能無限の文は、人間の言語の特徴をよく表しているのです。

ところが合成ＡＩで確保されるメモリーは常に有限ですから、可能無限の文は扱えないことになります。これはＡＩによる言語モデルにとって致命的な問題です。そしてメモリーの問題だけではなく、統計や線形順序に基づくモデルで言語を扱うこと自体が原理的に不可能なのです。

どんな技術であっても、その正しい評価やアセスメントなしに使うのは危険です。それなのに、言葉の問題なら実害が生じないかのように軽視されています。もし人が指示した言葉をＡＩが正しく認識できないのなら、重要度の高い仕事は一切任せられないでしょう。ＡＩが指示の意図を曲げてしまったら、誰が責任を取るのでしょうか。

言語知識の帰納は不可能

大規模言語モデルは、ビッグデータから言語の知識を「帰納《きのう》（事例から原理を導き出すこと）」しようとするものですが、モデルの開発者はそれが可能だと暗黙のうちに信じてしまっています。しかしチョムスキーは、「言語能力・言語知識に関する情報も、直接観察できる形で提示されているわけではなく、また、現在知られているどのような種類の帰納的手続によっても、データから直接引き出すことは出来ない」(『統辞理論の諸相』ノーム・チョムスキー著、福井直樹・辻子美保子訳、岩波文庫、2017年、p.64)と明快に述べています。データからの言語知識の帰納は、そもそも不可能なのですから、大規模言語モデルのようにデータのサイズを大きくすれば解決するという問題ではありません。

確かに近代の言語学までは、言葉のデータベースを作れば、帰納的に言語の仕組みが分かるかのような期待がありました。ところが、予《あらかじ》め基本的な原理を見定めて**演繹的**《えんえき》に理論を作ることなしには、言語の理解に到達しえないことが、チョムスキーによって示されました。それはちょうど、目に見えない分子・原子や素粒子を仮定することなしには物質の法則が理解できないのと同じことです。なぜなら、物質は直接観察できる形で提示されているわけではないからです。そうした自然科学の考え方が、チョムスキー以降の現代言語学の基礎となっています。

人間の知性に関わる「再帰性」

構造的曖昧性や可能無限といった、ふだん聞き慣れない用語が出てきました。そうした考え方は、チョムスキー言語学の根幹です。近年のAI研究は、言語学とは袂《たもと》を分かって、ゆがんだ形で進んできてしまったため、先ほど述べたように大規模言語モデルの限界は、もはや明らかなのです。

人間の知性に関わる重要な考え方として、もう一つ「再帰性《さいき》」について説明しておきましょう。再帰性とは、計算で得られた結果を使って、さらに同じ計算を繰り返すことです。その一番よい例は、数を数えることです。「1」に1を足すと「2」が得られます。その「2」という結果にさらに1を足すと「3」が得られ、以下同じように続けていけば、どんなに大きな数（自然数）でも表すことができます。つまり、自然数には再帰性があり、「1を足す」という計算を再帰的に繰り返すことで得られるわけです。

二進法では「1か0」という数字を、十進法では「1、2、3、4、5、6、7、8、9、0」という有限個の数字を並べるだけで、無限に大きな数を表すことができます。つまり、可能無限です。

一般に計算のシステムは、「10を足す」といった計算の手続きと、「数字」のような元になる要素によって成り立ちます。言い換えると、それぞれの数は、「2＝1＋1」、「3＝2＋1＝（1＋1）＋1」、……といった**内部構造**を持つことが分かります。

言語もこれと同じように有限個の**言語要素**である音素（たとえば五十音）を組み合わせた内部構造を持っており、無限の表現が可能です。一つの単語でも、たとえば「あひる＝あ＋ひ＋る」のように内部構造がありますし、「子」に対して「あひるの子＝（あひる＋の）＋子」→「みにくいあひるの子＝みにくい＋あひるの子」のように修飾語を再帰的に付けることもできます。

ただし、「みにくいあひるの子＝（みにくいあひる＋の）＋子」のように間違った構造を作ってしまうと、「みにくいあひるの親が産んだ（かわいいかもしれない）子」となって、意味がまるで変わってしまいます。これは、線形順序では決して説明できない現象ですから、言葉の内部構造を裏付ける明確な証拠となっています。

このように、人間の言語の根本に再帰性という基本的な原理があるということを発見したのも、チョムスキーでした。言葉は単純な自然数とは違いますから、言語学者たちが言葉をどんなに観察しても帰納的には見つけられなかったことでしょう。

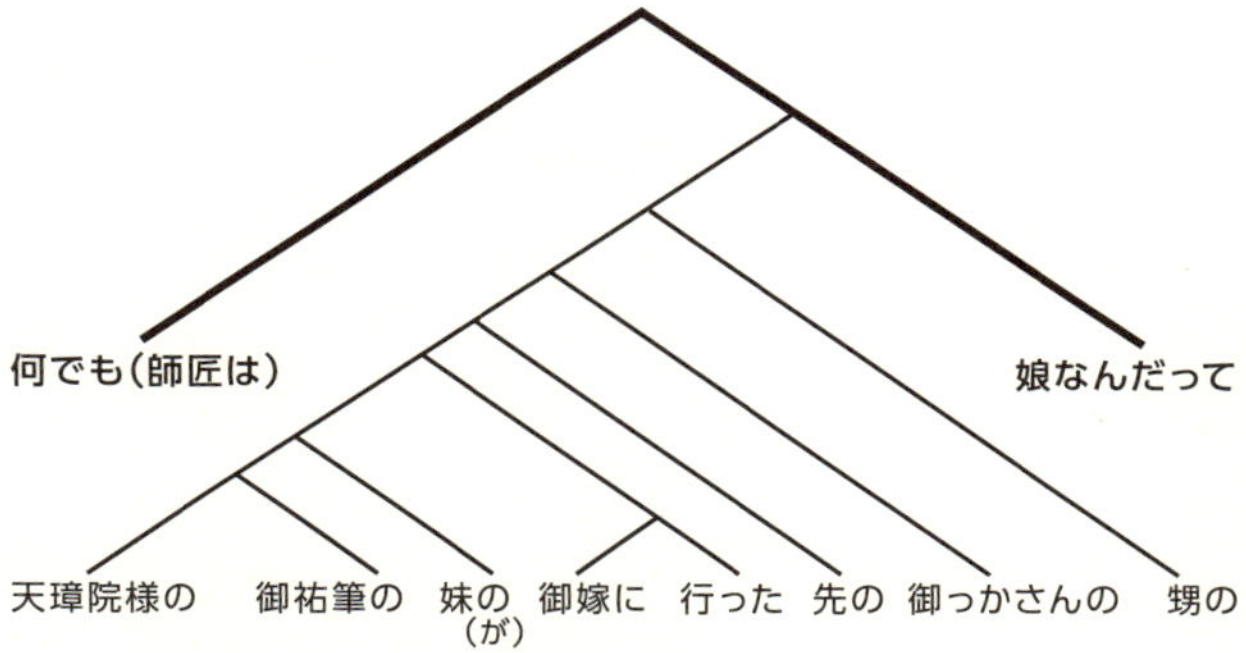

図３　再帰性に対する可能無限の具体例

再帰性がいくらでも続けられるという可能無限の具体例として、夏目漱石の『吾輩は猫である』にある「何でも天璋院様の御祐筆《ゆうひつ》の妹の御嫁に行った先の御っかさんの甥の娘なんだって」というくだりを見てみましょう。これは、「三毛子」が、自分の飼い主である二弦琴の御師匠さんのことを説明したものです。この一文の木構造を書いてみると、**図3**のようになります。一見複雑ですが、枝分かれが再帰的に繰り返されているだけであることがよく分かるでしょう。

合成AIによる文明の衰退

人間の知能は、ただ新しい組み合わせを作ることではありません。一定の枠を逸脱するもの、質の低いものを的確に見極めて、捨てることが肝要です。これが真の「生成」だと第1章で述べましたが、この生成の能力こそが創造性につながります。

合成AIができることは、ある条件のもとに複数の情報を合成するだけですから、そもそも「生成」ではありません。それにもかかわらず、「よいアイディアが浮かばないときはAIを使ってもいい」と教師が指導するのは、自分の頭で考えること自体を放棄させるようなものです。効率を追求し、コスパやタイパを重視して合成AIを使ったなら、その代償として、学問や芸術の後退に拍車がかかるのは必定《ひつじょう》でしょう。

文部科学省を含め教育界は、学習の計画やカリキュラム（教育課程）までAIに任せようとしていますが、教育者や学習者が受け身になることを考えただけでも、避けるべきです。決してAI任せにするのではなく、選択肢を複数用意しておいて、自分で能動的に選ばせるのが有効だと思います。選択によって、自分にとって苦手な部分や、その過程で上達した部分を確認できるようになります。

「人間のすばらしい芸術品はこれまで何の問題もなく継承されてきたのだから、合成AIなどによっても変わることはないだろう」といった楽観論がありますが、私はそれを疑問視しています。擁護者や継承者が途絶えることで忘れ去られてしまった文明は数多くあります。ルネサンスが復興という意味であるのも、14世紀までギリシアやローマの高度な文明が途絶えてしまっていた事実を象徴しています。

芸術の教育が価値を失わない限り、黙々と楽器の練習を続けたり、絵筆を握り続けたりする人が途絶えることはないでしょう。しかし創作という行為を合成AIに任せることで、そうした機会や気概がなくなってしまったら、修業に十年以上もかかるような「匠《たくみ》の技」は、次の世代に受け継がれることなく消滅の憂《う》き目を見ることでしょう。

物理学者**スティーブン・ホーキング**（1942－2018）は、亡くなる前年に開かれたリスボンでのウェブ・サミット技術会議に飛び入りでビデオ参加して、次のようなコメントを寄せました。

「われわれの心がAIによって増幅されるとき、われわれが何を為《な》しうるのか予測ができません。〔中略〕つまり、効果的なAIを作る上での成功は文明史で最大の出来事かもしれませんが、あるいは最悪かもしれません。AIで大いに助けられることになるか、ＡＩに無視され妨げられるか、もしくは破壊されてしまうかを知り得ないのです。潜在的な危険にどう備え、そして回避するかを学ばない限り、ＡＩは文明史の中で最悪の出来事になるでしょう。それは、強力な自律型ロボット兵器や、少数者が多数を迫害する新たな手段のように、危険をもたらすのです」

これは、現代を生きる人々に対するホーキングの遺言だったように思えます。われわれは、はたして「潜在的な危険にどう備え、そして回避するか」を学ぶ用意ができているのでしょうか。

情報的健康とは

私は、「健全な言論プラットフォームに向けてver 2.0——情報的健康を、実装へ」（KGRI、2023年5月29日）の共同執筆を依頼され、「生成ＡＩはこれまでの受動的な情報検索と比較してより能動的に情報収集ができるとの誤解を生む危険がある。また、そうした疑似的な双方向性はユーザーの注意や没入感を惹起《じゃっき》しやすく、生成ＡＩへの依存性や中毒性を助長する可能性がある」と書きました。

「合成ＡＩ」の利用は、デジタル言論空間上でさまざまな問題を新たに引き起こす可能性があります。資料として引用する場合、その出典を載せるのは当然ですが、インターネット上のどのようなデータがＡＩによって使用され加工されたかが不明のままでは、正しく引用できませんし、根拠や論拠が不明のまま合成された文章が、そのことを明記しない状態でさらに拡散される恐れもあります。

合成ＡＩがどのようにネット上から情報を集めるのかは非公開ですから、「社会の映し鏡」といった性格のものではありません。インターネット上の多数意見を代表するわけではないですし、もし偏見や差別を少しでも反映すれば、ゆがんだ形で文章が合成されるでしょう。また、合成ＡＩ自体が生み出した文章を人や機械が拡散したり、再利用したりすることで、単なる「意見」が連鎖反応的に増幅する危険性すらあります。「ＡＩが誤った文章を作るのは人間社会に問題があるためだ」といった理由で合成ＡＩを擁護するのは、論点のすり替えにすぎません。

また、利用者が合成ＡＩを使用したという事実を常に明示するとは限らないため、信憑《しんぴょう》性の確認がとれない言論空間がインターネット上で多数形成され、それが合成AIによって再利用される負の連鎖が懸念されます。悪意ある人が合成AIで「フェイクニュース」を大量に作って自動的に拡散させ、「情報津波」を起こして特定の目的のために世論を強力に操作する危険も考えられます。偏った思想や信条に基づくプロパガンダへの合成AIの利用は、人々にとってこれまでにない脅威となるでしょう。

すでに指摘したように、「対話風AI」で使われる自然言語処理では、質問者の発話意図や意味の解析は未だ表面的なものなのに、人間側がその不足を補って理解しようとします。「情報的健康」を保ちつつ言論空間の健全化を目指すには、合成AIのリスクに対する議論を深めることが必要なのです。

AI研究者の主張に反論する

AI研究者たちが一枚岩ではないことは重々承知の上で、人間の言語について彼らが強固に主張する誤った論点をいくつか挙げながら、それに反論したいと思います。次の文章は、現在のAIの基礎となった技術（「深層学習〈ディープラーニング〉」と呼ばれる機械学習の一法です）を開発した**ジェフリー・ヒントン**（１９４７－）のインタビュー記事（日本経済新聞 ２０２４年3月10日付）です。

「ヒントン：人間には言語を使う機能が生まれつき備わっているという主張もあるが、それは全くのナンセンスだ。言語は生まれた後に学習する後天的なものだと考えている」

ここで批判の対象となっているのは、人間の言語能力が生まれつきだとするチョムスキーの**言語生得説**ですが、ヒントンを始め多くのＡＩ研究者たちが共通して敵視する説でもあります。そもそも「全くのナンセンスだ」と決めつけた時点で根拠の乏しい強弁にすぎないのですが、ヒントンの主張は哲学で古くからある「**経験論**」の繰り返しです。

経験論は、言語も含めた人間の能力がすべて後天的な「学習」だけで成立するということを前提として、生得的あるいは先天的な能力を一切認めようとしません。人は生まれつき白板（タブラ・ラサ）のような状態で生まれると主張した**ジョン・ロック**（１６３２－１７０４）の考えは、**ジャン・ピアジェ**（１８９６－１９８０）などの教育論までも支配し、その立場によって機械学習の万能性を正当化しようというわけです。しかし、子どもが文法や発音などの知識を一切教わることがないのに、精妙で複雑な文法と音韻《おんいん》の規則に則《のっと》った言葉を話せるようになるという事実を、経験論で正しく説明することはできません。

ＡＩがすべて危険だというわけではありませんが、経験論至上主義のＡＩ開発は人を誤った方向へ誘導しようとしています。そのような人間軽視の技術が先行する限り人類に未来はない、ということを明確に述べておきたいと思います。

さて、知識を教わった経験がない人でも確かな能力が生まれつき備わっているという、この一見不思議な事実は、**プラトン**（前427－前347）が2400年も前に指摘しており、「**プラトンの問題**」と呼ばれます。たとえばプラトンの著作中では、プラトンの師である**ソクラテス**（前469頃－前399）が、教育を受けたことのない召使《めしつか》いの少年に対して幾何学《きかがく》（正方形の倍積問題）の解法を誘導しながら、「ものを知らない人の中には、その人が知らないその当のことがらに関する、正しい考えが内在しているのである」と述べています（『メノン――徳《アレテー》について』プラトン著、渡辺邦夫訳、光文社文庫、20

12年、p.91〈原著85C〉)。これは、その召使いの少年が問題を解く上で基礎となる考え方を生得的に持っていたということです。こうしたプラトンの思想は、**合理論**として**ルネ・デカルト**(1596-1650)を経て、チョムスキーに受け継がれました。

「ヒントン:生成AIの基盤である大規模言語モデルは、我々と同じように言葉を理解していると思う。〔中略〕AIが言葉を理解していないという人々の大半は、人間がどう理解しているかという理論を持っていない」

この「人間がどう理解しているかという理論」は、主に言語学の「**意味論**」として研究されてきましたが、確かに未解決の問題が多くて理論化の難しい分野です。それを良いことに、何ら意味理解の分析がなされていないモデルが「我々と同じように言葉を理解している」と言い張るのは詭弁《きべん》です。

「ヒントン:私はAIがジョークを理解できるかを判断の基準にしてきた。〔中略〕チャットボットはジョークがなぜ面白いかを理解し、全て説明することができた」

このエピソード自体がジョークのようですが、明確な根拠を示すことなく、時として判断基準の定まらないジョークを持ち出すことからして、科学的な議論から逸脱しています。人間の言語や意味理解に対して、AIを先導する研究者がなぜこれほどまでに粗《あら》い議論を繰り返すのでしょう。その一方でヒントンは、暴走しうるAIに対して正しく警鐘を鳴らすようになりました。技術者として驕《おご》りを捨てられたのなら、科学者としての矜《きょう》持《じ》も示して欲しいものです。

デジタルデトックスのすすめ

「デジタルデトックス」という言葉があります。これは、デジタル機器をいったん生活から遠ざけてみるという意味です。もともとデトックス（detox）とは体内の有毒物質（toxin）を外に出すということですが、アルコール依存や薬物中毒の治療を表す言葉として使われるようになりました。デジタル機器への依存についても同様で、メールやSNSへの対応に振り回される日常から自分を解放してみると、リフレッシュできることでしょう。

スマホに費やす時間が多ければ多いほど、家族や友人と話す時間が減ります。せっかく目の前に大切な話し相手がいるのに、双方で下を向きながらスマホの画面に見入っているのは、昨今よく見られる光景です。それに、スマホの通知やＳＮＳの返事が気になれば、会話や仕事にも気が乗らなくなってしまいます。スマホが手放せなくなれば、自分の身の回りのこと以上に、ＳＮＳを介した世間体や評価のほうが気になるかもしれないのです。

ＳＮＳや合成ＡＩの利用が及ぼす影響について本格的な議論がなされないまま、利用が野放しになっています。チョムスキーが「ＡＩは我々の倫理を貶める」と述べたことを第1章で紹介しました。それではなぜ、ＡＩが倫理の問題に関わるのでしょうか。

合成ＡＩを使って文書や作品を仕上げた場合、どこまでが摂取した外部情報で、どこからが自分の創作かという線引きは、正当な引用と比べて曖昧です。作文やレポートであれ、芸術作品であれ、自らの能力を詐称したり、原作者のアイディアを傷つける形で利用したりすることは、倫理的に許されません。盗用や剽窃《ひょうせつ》がすべて人の手によるものなら責任の所在は明らかですが、合成ＡＩの悪用では当人の罪悪感という心理的負担が軽くなる恐れがあるのです。

合成AIを教育に利用しようとする意見も根強くありますが、それはトレーニングの段階から自分の頭をできるだけ使わないように仕向けるわけですから、スポーツにおけるドーピングのようなものです。実際、隠れて試験に使えば、カンニングと見なされます。

将棋の棋士が研究用にAIを使うといっても、初心者や中級者が使えば強くなるというものではありません。毎回のように自分の思いつきもしない「次の一手」を提示されても、その先の手を自力で続けて指すことはできませんから、実戦では全く役立たないのです。英文和訳や英作文で翻訳ソフトや合成AIを使うのもこれと同じで、英語の力が身に付くどころか、AIに頼りきりになるのが関の山でしょう。

デジタルデトックスの最大の効用は、自分の実力と真に向き合う機会を得ることです。未熟な人にはそれが怖く感じられるでしょうが、そこをおろそかにして成長は望めません。まして、AIを使うことで自分が賢くなったと勘違いするのは深刻な自己欺瞞《ぎまん》であり、自らの規範に対する明確な倫理違反でしょう。デジタルデトックスとは、自分の人間らしさを取り戻す機会でもあるのです。

ゆがんだ「自己肯定感」

日本の若い人は「自己肯定感」に乏しいと言われます。海外と比較した青少年に対する調査でも、日本の若者の自己肯定感の低さが繰り返し指摘されてきました。たとえば国立青少年教育振興機構などによる「高校生の進路と職業意識に関する調査報告書―日本・米国・中国・韓国の比較」（2023年6月）によれば、「自分はダメな人間だと思うことがある」という項目に「そう思う」と回答した高校生が日本では8割弱もいたのに対し、米国・中国・韓国では半数程度でした。その一方、「自分にはどのような能力・適性があるか知っている」という項目には、「そう思う」が日本では半数程度なのに対して、米国、中国は7割、韓国は6割でした。

自己肯定感は、「自分の能力や適性を活かして、夢を実現したい」という自己実現の欲求に支えられており、「他者から認められたい」という願望（「承認欲求」と呼ばれます）から一歩進んだ段階と考えることができます。

合成AIはほとんどの問いかけに対して、常に「イエスマン」として振る舞うように作られています。それは、承認欲求や自己実現欲求を満たすように回答を調整しておけば、利用者が喜ぶからです。子どもが対話風AIにほめられて喜んだという話を聞いたことがありますが、何とも罪作りな話です。

AIは利用者に使用を続けさせることを最優先としてデザインされていますから、利用者に反論したり、だめ出しをしたりするようなことは基本的にないのです。その意味では、AIは徹頭徹尾、利用者の奴隷のように振る舞うわけで、それはそれで恐ろしいことではありませんか。

自分の考えに自信が持てないと、他力本願で「正解」を手に入れたくなります。そのような人は合成AIの餌食《えじき》になりやすいと言えます。なぜなら、たとえベストの答えでなくとも、それが「正解」だと信じたいという気持ちが、疑うというまっとうな思考を退けるからです。

たとえば、自分の夢が実現するかどうかを対話風AIに相談したとしましょう。そのような相談をした時点で、夢の実現を信じたいという気持ちが勝っているわけですから、

ＡＩの返す甘い言葉は自分の期待を膨らませてくれることでしょう。結局そうやって、自分の不足な能力に対して目をつぶってしまうことになります。

さらに言えば、自分にとって目先の重要な問題（たとえば作文の課題）に対しても、自力での解決を先送りして、合成ＡＩの出した答えを安易に受け入れてしまうことになります。そこでも、「時間さえあれば、ＡＩに頼らなくとも自力でできるはず」という甘えからも逃れられません。このようにして、ゆがんだ自己肯定感が助長されていくのです。

合成ＡＩの濫用《らんよう》は、さらに人と関わることを避けるように働きます。他人からの正直な意見は耳が痛いものですし、「自分のことを理解してくれるのは合成ＡＩだけだ」などと錯覚してしまったら、現実の人間関係をできるだけ遮断して自分の殻に閉じこもることになります。ですから、合成ＡＩが内向的な傾向のある人たちの「コミュニケーション・ツール」として役立つというのは大きな誤解です。極端に依存して手遅れになれば、医学的な介入ができなくなるかもしれません。

合成ＡＩを「応援ツール」のように使うことを勧める専門家まで現れましたが、「壁打ち」だけではテニスの醍醐味《だいごみ》が味わえないのと同じで、それは基本的な会話力さえも奪う暴挙だと私は考えます。合成ＡＩが子どもや世代に合わせた書き方ができるから話し相手になるというのも間違いです。機械の心はあくまでゼロなのです。

「友達とは、家族とは、そして人間とは何だろう」と問い続けている限り、まやかしのＡＩを相棒のように錯覚することなどなくなるでしょう。合成ＡＩの利用で人間の脳が進化したり賢くなったりすることなど、科学的にありえないのです。実際はその逆で、「対話」という人間の基本的機能の退化がＡＩの普及で現実に起ころうとしています。

第3章

ペンはキーボードより強し

前章で合成ＡＩの問題点が明らかになってきたと思います。合成ＡＩに頼ることで、書く力はもちろん、文章を生成する力までも衰えてしまうリスクがあります。文章の生成力を高めるには、「手書き」が一番だと私は確信しています。本章では、紙の本やノートを使った場合と対比しながら、デジタル機器の読み書きの問題点について考え、なぜ手書きが文章の「生成力」を高めるために有効なのか、示していきたいと思います。

手書きかキーボードか

書き損じを減らすため、書き始める前に入念に構成や表現を練っておかなくてはならない手書きより、とりあえず書いた後から自由に修正したり切り貼りしたりできるキーボード入力で書くほうが楽だと感じる人は多いでしょう。しかし、手軽に修正できる便利さと引き換えに、脳内での準備作業が減る分、事前に適切な言葉を選んで文章を構築する生成力が犠牲にならざるをえません。

私は、ワープロソフト（ワープロのソフトウェア）を新しいパソコンで使い始めるとき、すべての自動変換と、スペルチェックや自動校正などのチェックボックスを必ずオフにしています。自分の意図しない機械的な変換は、気づかずに放置してしまうほうが危険だからです。かな漢字変換にはATOK（ジャストシステム）を初代から使っていますが、変換ソフトの入力支援（訂正・学習）などもすべて無効にしています。そのような機能に頼ると、かえってタイピングが雑になりそうだからです。書字のレベルから質が粗くなることは極力避けたいものです。

また、かな漢字変換の履歴を学習して候補を出す機能は、時に煩《わずら》わしいものです。「想像」と「創造」を使い分けたくても、文脈による予測変換は働かないですし、ATOKでは「きのう」と入力すると3種類もの《昨日の日付》が連動して候補の上位となり、よく使う「機能」などの優先順位が大きく下がってしまいます。日常的に使うキーボード入力も、そうしたデザインの粗さが思考の妨げとなるのです。

第1章で述べましたが、かな漢字変換に頼り続ければ、比較的簡単な漢字すら手書きで書けなくなります。身に覚えのある人も多いのではないでしょうか。手書きで文章を書いていて、頭に浮かんだ言葉の漢字が思い出せなかったとしましょう。ひらがな書きがためらわれる場合には、それをもっと易しい言葉に代えるのではないでしょうか。そうしたことが続けば自分で使える語彙が減ることになりますから、かな漢字変換に頼らざるを得なくなります。これは悪循環であり、正しく漢字が書けないまま変換に頼ってばかりいることに後ろめたさすら感じなくなってしまうのです。

私はパソコンが出始めた頃から、英数字のみのキーボード（USキーボード）を使っており、日本文字配列のもの（JISキーボード）は決して使いません。JISキーボードにはローマ字入力に不要な「かな文字」がキーに印刷されていて煩わしいですし、引用符の位置や、数字キーの上にある記号などの配置に一貫性がなくて使いにくいからです。アルファベット以外の記号もユニバーサルデザインなのですから、JIS規格を定めるときに日本独自のキー配列は最小限にとどめるべきでした。

文書作成ソフトウェアへの入力は、キーボードだけに限られません。手書き文字を光学的に読み取って文字データに変換する「OCR（光学文字認識）」の技術は昔からあるものの、スキャナーなどで読み取って誤変換を直す手間がかかります。

一方、ディスプレイの付いていない外付けのペンタブレット（通称「板タブ」と呼ばれます）とデジタルペンを使えば、漢字を手書きで直接入力できるため、私はキーボードと併用しています。入力中の手書き文字をリアルタイムでデジタル変換するソフトウエアを使うことで、メモリー（クリップボード）を経由して、テキストデータを文書作成ソフトウエアに取り込むことができます。日本語では行書体くらいでも認識されますし、かな漢字変換に煩わされずに文字入力ができるのは快適です。デジタル変換のスピードもストレスを感じないほどまで改善されてきています。

文書作成でさらに問題となるのは「予測変換」です。たとえばスマホでメールを打つときなど、「おはよう」と入力した後に「ございます」などのフレーズが候補にあがってくるでしょう。これは入力の履歴やデータベースに基づき、次に続くフレーズを予測して複数の候補を示す機能で、急いでいるときや定型文を繰り返し書くには便利かもしれません。しかし、意図や文脈に合わない候補ばかりではかえって煩雑《はんざつ》ですし、常に誘導されながら書くという行為は創造的とは言えません。そもそも、同じ表現が頻繁に繰り返されることで読みにくい文章になりがちですから、創作には向かない機能だと言えます。システムやソフトウェアによっては予測変換を無効にできないことも多いので、注意が必要です。

私が学生のときは、パソコン本体やモニターが大型で簡単に持ち運べるものではありませんでしたから、キーボードでノートを取ること自体が不可能でした。今や、手軽にパソコンやタブレットがどこでも使えるようになって、大学の講義でもキーボード派の学生が手書き派の学生を上回るようになりました。ただそれ以上に心配なのは、そもそもノートすら取ろうとしない学生が少なからずいることです。板書やスライドを写真に撮ったとしても、それでは表面的な記録にすぎないわけですし、その画像を後でどのくらい見返すでしょうか。このように、便利な電子機器によって失われる言語能力は、書字のレベルから語彙選択や要点把握まで、極めて多岐にわたります。

手書きとキーボードの比較研究

話を聞きながらノートを取るとき、手書きかキーボードかの違いによって、理解度や記憶への定着度にはどの程度の差があるでしょうか。アメリカの大学生を対象としてノートの取り方と理解度の関係を調査したパム・ミュラーとダニエル・オッペンハイマーの研究[*1]を紹介しましょう。

この論文のタイトルは「The Pen Is Mightier Than the Keyboard（ペンはキーボードより強し）」で、「ペンは剣より強し」というイギリスのことわざ（言論の力は武力に勝るという意味）をもじった印象的なタイトルをつけています。

ただし、この論文には主要な結果を含め多くの誤りや不備があり、出版から4年も経ってから訂正箇所が公表されたという変則的な経緯があります。[*2] 広く引用されている実験なので、その杜撰《ずさん》さは大変残念ですが、訂正によって定性的な結果は変わらなかったので以下に説明したいと思います。

実験では、プリンストン大学の参加者に、TED Talksというビデオの講演録を15分程度視聴させて、講義と同じような方法でノートを取ってもらいました。キーボードを使った学生を「キーボード群」、手書きでノートを取った学生を「手書き群」とします。その後、講演の内容を問うテストが行われました。学生にとっては、大学で講義を受けてノートを取り、直後に小テストを受けるような設定です。

たとえば「インダス文明は何年前でしたか?」といった事実に関する問題では、キーボード群と手書き群のスコアに統計的な差はありませんでした。ところが、たとえば

「社会の平等性に対する取り組みは、スウェーデンと日本でどのように違いますか?」という問いのように、「平等性」といった概念を適用する問題については、手書き群のほうがキーボード群よりも有意に良い成績を出しました。「有意に」とは、「統計的にみて偶然に起こったとは考えにくいほどの」という意味で、実験科学で用いられる大切な用語です。

両群のこの違いは、おそらく手書きとタイピングという単なる動作の差によるものではありません。手書きでは聞いたことをすべて書き取るのは困難ですが、キーボード入力が速い人はそれが可能です。その一方で、手書き群のほうは書くことに専念しなかった分、情報を要約したりしながら理解や記憶を深めることができたのかもしれません。

そこで先ほどの実験に追加して、キーボード群には「文字通り書き取ることはしないように」と指示を与えてみましたが、それでも先ほどの結果は変わらなかったそうです。そうした一時的な介入では、ノートの取り方や記憶に影響を与えなかったことになります。「ペンはキーボードより強し」というわけで、ペンによる手書きのほうがキーボードよりも理解で勝っていたのです。

なぜ手書きのほうが有利なのか

この実験が示す手書き群とキーボード群の違いは、たしかにノートの取り方に原因がありそうです。実際、キーボード群のほうが手書き群よりも倍くらいの語数をタイプしていました。つまり、手書き群はそのままノートに書き取るのではなく、重要なことに絞って書き表す傾向がありましたが、キーボード群は聞いた言葉をそのまま逐語《ちくご》的に書く傾向があったのです。

言い換えれば、キーボードを使うと速くタイピングができる分、余分なことまで書き取ろうとして、かえって情報に対して受け身になりやすいのでしょう。ところが手書きでは、すべてを書き取れない分、要点をまとめてノートを取ることになります。そうすると後者では、情報の内容を咀嚼《そしゃく》したり自分で補って考えたりする脳内の作業が生じるわけです。そのため、「概念を適用する問題」に対して有利に働いたと考えられます。

つまり、「手書きでノートを取る」ことで内容の理解がより深まるわけで、キーボードは文明の利器とはならないのです。それなのに、自分のパソコンを持つことで手書きなど必要なくなったと思い込んでいる学生は多いのです。こうした事実を踏まえ、私は自分の講義の冒頭で、できるだけ手書きでノートを取るよう学生たちに呼びかけるようにしています。

ノートを取るときの脳の働き

右で紹介した実験は脳科学の実験ではありませんが、ノートを取るときの実際の脳の働きを想像しながら、少し一般化して解説してみましょう。

視聴中の映像は目から、音声は耳からと分かれて情報が入ります。そうした視覚刺激と聴覚刺激はどちらも、脳に対する入力の情報です。そうした感覚の刺激は、まず脳の中心部にある「**視《し》床《しょう》**」の神経細胞（「**ニューロン**」と呼ばれます）によって中継されます。逆に脳から指令が出て、体を動かすときにも必ず視床が中継されます。視床には「関所」のような役割があり、入出力を整理したり制御したりしているのです。大脳は「最高意思決定器官」ですから、情報が野放図に出入りすることのないよう、視床によってセキュリティ対策がなされているのでしょう。

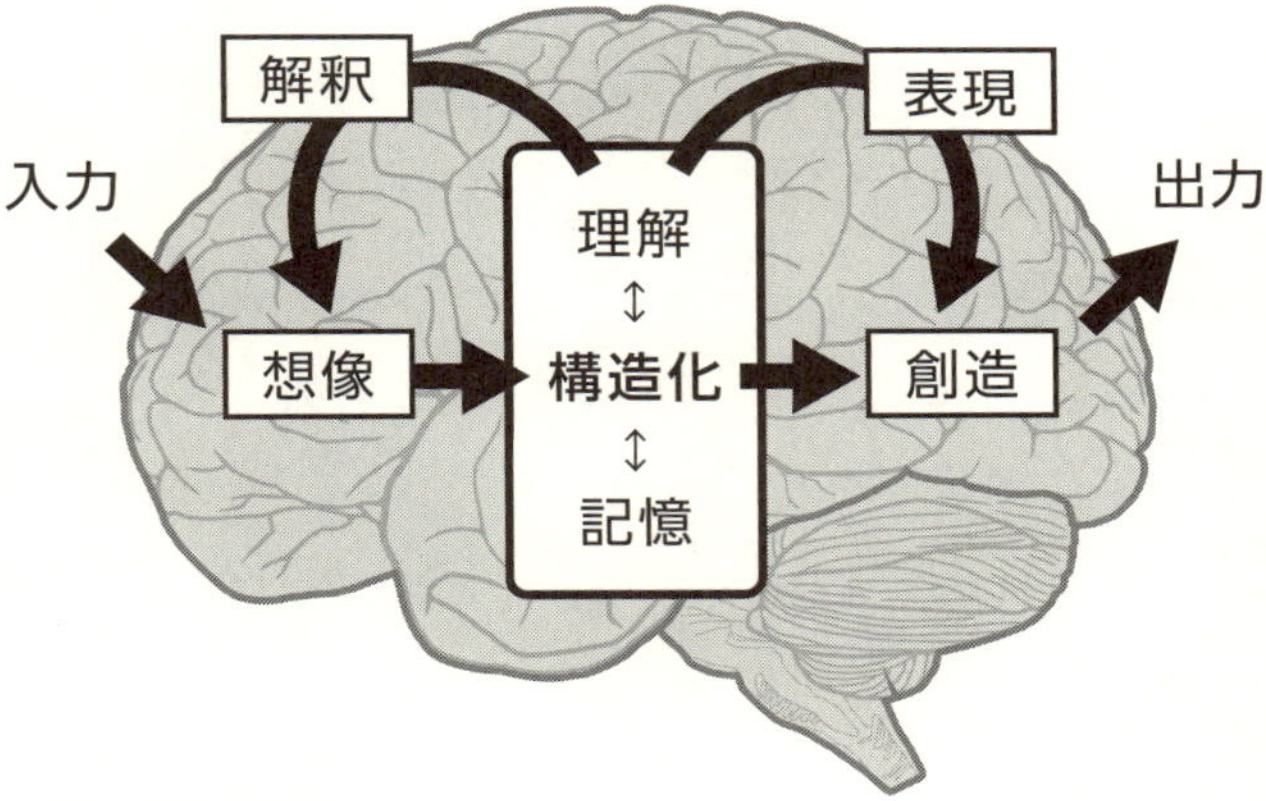

図4　言語の処理過程

手書きやキーボードでノートを取る際に、言語の処理を司《つかさど》る脳の領域である「**言語野**《げんごや》」などでは何が起きているのでしょうか。**図4**を使ってその過程を詳細にたどってみましょう。

まず、入力される言葉の情報は、音声を聞くときのほうが文字を読むときよりも豊富です。聞く場合、アクセントや音韻の情報はもちろん、声を通して話者が誰であるかや、どんな状況で話しているかを知る手がかりを与えてくれることからも情報の多さは明らかです。それでも意味を取るには不十分のこともありますし、自分の限られた経験でとらえられない内容は**想像**の過程で補うしかありません。

このとき脳内では、関連した記憶が参照され、思い出したことがらの関係性が**構造化**されます。想像が必要なときは、単なる記憶の羅列だけでは不十分で、「AならばBだろう」といった理解や推論が含まれるものです。たとえば、「人間ならば動物である」という関係性は、人間が動物という「集合」に含まれるという構造化と同じことですから。

また、想像に影響を与える**解釈**は、構造化に支えられた理解の程度に大きく左右されます。適切な解釈ができれば想像がより確かなものになるように、解釈は想像の大元まで戻って再度働くことになります。

たとえば、推理小説をあまり読んだことのない人は、犯人を明らかに特定できるような描写に対して、特に疑問を抱かないかもしれません。しかし、上質なミステリーは意外性こそが命であるということを知っている読者は、別の解釈を生むように想像を巡らすことでしょう。私がそのことを思い知ったのは、中学1年生のときに読んだアガサ・クリスティーの『ABC殺人事件』でした（未読の人は、読む前にインターネット上の「あらすじ」など決して見ないようにしてください)。このように、それまでの読書経験などで記憶された知識や得られた思考を活かして、よりよく理解できるようになるのです。

深い思考によって断片的な知識をまとめ上げ、普遍化に堪《た》えるようにすることで、**知恵**が得られます。体系化された教育では知識の詰め込みが多くなりがちですが、それを活きた知恵に変えてくれるのが「体験」です。たとえば、数学の定理を公式として覚えるのでは知識にすぎません。しかし、それを自力で証明できたという体験がその人の数理的な考え方や「解ける」という感覚を支え、新たな問題に対処できるような優れた知恵を生む糧《かて》となるのです。

さて、人間の脳内で生成された情報は、**創造**の過程を経て出力されます。**創造性**とは、「さまざまな可能性から取捨選択して、新たな組み合わせを限りなく生み出すこと」です。聞いたことをおうむ返しにそのまま繰り返すだけなら創造的とは言えませんが、先ほど説明したような構造化を経て、多少なりとも組み合わせの変化した出力であるなら、それも創造の過程と見なすことにしましょう。これには、自分の言葉で要点をまとめたりする作業も含まれます。つまり、合成ＡＩに会議や文章の要約を任せることは、創造力を手放したことに等しいのです。

図4に示したように、構造化は記憶と理解に双方向で密接に関係しています。優れた構造化によって確かな記憶や深い理解が可能になりますし、その逆も成り立つからです。

創造に影響を与える**表現**も、構造化に支えられた理解の程度に大きく左右されます。音楽の表現を例に考えてみてください。たとえばモーツァルトの曲を演奏するには、モーツァルトの音楽に対する理解が欠かせないのです。適切な表現ができれば創造がより確かなものになるように、表現は創造の大元まで戻って再度働くことになります。

さらに文章表現から朗読の表現までを考えれば、創造における表現の役割が分かるでしょう。出力される言葉の情報は、気持ちを声にのせて話すときのほうが文字で書くときよりも豊富なのですから。

さて、先ほどの講演を聞いてノートを取るときの脳内活動について考えてみます。この状況では言語に関する限り音声が入力であり、書字やタイピングが出力であることは明らかです。しかし肝心なのは脳内で起きている知的な活動です。すでに説明したような想像から構造化の過程を経て、そして創造に至る過程をたどるわけです。

それでは、キーボード群と手書き群との間で、脳内ではどのような違いが生じていたのでしょうか。おそらく最大の違いは、構造化の過程での理解の役割です。キーボードに頼ると、次々に入力される言葉をできるだけそのままに、そして高速で無理にタイピングの運動出力のみにつなげようとするあまり、その間の記憶の参照や理解の過程は時間をかけることなく素通りされてしまいます。そのようなやり方では、「自分の言葉で組み立て直す」という解釈や、「要点を抽出してまとめ直す」という表現がおろそかになると考えられます。

そもそも機械的なタイピングでは、脳の**運動野**《うんどうや》が指それぞれに、順番に指令を出し続ける必要があります。同時に指令を発したのではキー入力の順番が保たれなくなってしまいますから。それに対し手書きでは、ペンを持つ手や上肢《じょうし》の動きだけで済むわけですから、その分節約できた脳のリソースを記憶や理解の処理に振り向けることができるのです。

以上のように考えれば、キーボード群で講演の概念的な理解がおぼつかなかったのも無理はありません。逐語的に記録してしまうキーボードの特性が裏目に出てしまったのです。この問題が深刻なのは、講義中の学生だけに限りません。記者会見などで取材をするジャーナリストも全く同じです。今やリアルタイムでパソコンに打ち込んでいき、すぐにその内容を元に記事を書いたりメールしたりするのが主流になりました。しかし、それと引き換えに良い質問をする人が減ったという話を記者の方から聞いたことがあります。正確な記録は録音に任せておいて、会見場では手書きでメモを取りながら会見を聞いたほうが、はるかに内容が頭に入って、さらなる有効な質問を練るのに役立つことでしょう。

メモを取るマルチタスク

キーボードを使っても、手書きと同じように要点のみを抽出すれば同じではないか、と思われた人もいるでしょう。しかし、前に紹介した実験のように、「文字通り書き取ることはしないように」という一時的な介入が役立たなかったことを思い出す必要があります。タイピングのように高度に自動化された動作は、逆にそうしないように抑えることが難しくなるものです。また、ふだんから要点を取り出してメモを取る習慣のない人に、いきなりそのように指示しても、どうやって要点を絞り込んだらいいのか分からないことでしょう。

「メモを取る」という行為は何げない簡単なことのように見えて、実は高度なマルチタスクであることを忘れてはなりません。マルチタスクとは複数の作業を同時に行うことだと第1章で述べました。ビデオを視聴しながらノートを取ることは手書きもタイピングも同じですが、メモを取るときには全体の流れの中で何が肝心の要点なのかを思考する過程が同時に加わります。それがとても大切なマルチタスクなのです。

大学で物理学の授業を担当していて、私がたくさんの数式を板書していたときのことです。今書いた内容について質問したら、「書いているときには考えられなかったので、分かりません」と返答した学生がいました。「書きながら考える」ことが当たり前だと思っていた私は愕然《がくぜん》としてしまいました。そのすぐ後に、学生が「書きながら考えられない」原因を突き止められたのですが、実は小学校の教育が関係していました。そのことは第7章で改めて取り上げます。

習慣というのはなかなか変えられないものです。何も考えずに「とりあえず板書を書き写しておく」とか「とりあえずキーボードで丸ごと記録しておく」といった習慣では、思考の過程を先送りしているだけです。講義中に、あるいは取材中にメモを取らない限り、その場で生じた貴重な体験は記録できずに記憶から薄れていってしまいます。

楽器の弾き方や、運動のフォームを上達させることを考えてみると、適切なトレーニングによって自分の癖《くせ》をまず直す必要があります。人がもともと持っている動作を矯正することには限度があるものの、必要最小限の筋肉を使う動作こそが最も理にかなった方法であることが分かります。キーボードを使って手書きのようにノートを取ることを訓練するくらいなら、最初から手書きでノートを取るほうがはるかに合理的で自然でしょう。

手書きでノートを取るときには、単にキーワードを書き取るだけでなく、重要なところを丸で囲んだり下線を引いたりしてすぐに強調できますし、矢印を使って因果関係や流れを表すことも簡単です。そして、すでに書いたところに戻っていつでも書き足すことができます。そうした自由自在な作業はキーボードだけではできません。ワープロソフトの機能や電子ペンを使えば可能ですが、複雑な設定に注意を向けると、大事な部分を聞き落としたりしてしまうかもしれません。

以上に述べてきたことを総合的に考えると、ノートやメモを取りながら内容を整理して咀嚼し、さらに的確に要約する必要があるときには、手書きのほうがキーボードよりも優れていると言えます。会議の場で忙しく機械的にキーボードを打っているだけでは、議論に積極的に参加したり、新たなアイディアを出したりするうえで不利になるばかりです。本気で問題解決に貢献するためには、受け身でタイピングに徹するような「記録係」では不十分なのです。

手書きによる記憶の定着

一方で、いくら手書きでも逐語的に書き取るようでは、あまり効果が期待できません。手書きの本来の長所は、手作業が忙しくなりすぎないことであり、その分考える時間的余裕が得られることです。真面目な人ほどできるだけ多くを書き取ろうと一生懸命になりがちですが、むしろ「少なく書く」ほうが重要だというわけです。要点を見極めて自分の言葉でまとめて書くときに理解が深まり、脳に定着することを知っておきたいものです。

もちろん、手書きではすべてを記録できない以上、手書きのノートには情報があちこち抜け落ちていることでしょう。大事なことがどこか抜けているだけではありません。時には矛盾した内容が書かれていて、後で理解に苦しむこともあるでしょう。それは自分の書き損じなのか、それとも元の説明のほうが間違っていたのか。そうした不安もあって、多くの人はキーボードで正確に書き取るほうが優れていると思いがちなのかもしれません。

しかし、実はそうした欠落を埋めようとすることが、学習にとても役立つのです。自分で書いたノートを読み返すときには、抜け落ちた情報を思い出そうとしたり、想像力を働かせて補おうとしたりするでしょう。「このメモはたしかこういう話の一部だったはず……」などと、ノートに書かれた手がかりを頼りに脳の中で再構成してみるわけです。その確認作業は学習の効果が高いものですし、時には講義や記者会見の内容が鮮やかに蘇《よみがえ》ることにもなります。

記録が正確すぎると、目が字面《じづら》を追うだけでかえって読み返すことが雑になりがちですし、補ったり疑ったりして読まないので、その内容をうのみにしやすくなります。タイパを気にする世代なら、なおさらでしょう。そうすると、講演録をじっくり読み返しながら、その勘所《かんどころ》を自分の頭の中に蘇らせるという大切な作業がおろそかになるわけです。

手書きのノートを取るときに、「ここが大事」というポイントを選んで残し、それほどではない情報は捨てるという作業をしています。脳内でそうした取捨選択が行われているときにこそ、リアルタイムで思考が進行していくのです。手書きによるそうした過程が記憶の定着を促すと言えるでしょう。読み返すときも、手書きノートは結果として書かれた情報が少ない分、想像力を働かせる必要が出てきます。それが記憶の取り出しを活発化させ、記憶の定着に寄与することになります。

つまり手書きのノートは、書くときにも読み返すときにも、いや応なく脳をたくさん働かせる方法だと言えます。対照的にキーボードによるノートは、手作業がやたらに忙しい一方で脳をあまり働かせない方法です。理解や記憶の定着に対して脳を働かせることが、特に学習では重要なのですから。

このようにキーボードなどの道具や電子機器は、利便性を追求する一方で、脳が働く余地を奪ってしまう恐れがあるわけです。パソコンを使えばたしかにスピーディにタイプでき、間違えたときに直すのも楽。プリントすれば読みやすい文字で印字されます。講義によっては、レポートを書くのにワープロの使用を義務づけることもあるでしょう。それは評価する教員側が読みやすいからそうするのであって、手書きのほうが学生側の教育効果が高いということを見落としてしまっています。

私の講義でレポート課題を出すときは、必ず手書きであることを条件としてきました。それは、インターネット上の情報を手軽にコピペ（コピー・アンド・ペースト）できないようにするためです。学生たちには「手書きで書き写そうとすれば、その間に良心の呵《か》責《しゃく》に耐え続けねばなりません」とも、説明するようにしています。

そして合成ＡＩが現れてからは、レポート課題を廃して筆記試験に限るようになりました。本来ならば、じっくり時間をかけて調べて考えさせるような課題のほうが、限られた時間の試験よりも教育効果が高いのですが、ワープロよりもさらに手軽な道具が現れた以上、背に腹は代えられません。

振り返ってみれば、他人の手書きのノートを借りて自ら書き写すことなく、コピー機で手軽に、しかも大量に複写ができるようになったことが堕落《だらく》の始まりでした。人が手軽さを求めるのはしかたなく、私の学生時代は、試験が近づくと、大学生協のコピー機の前に行列ができていたほどです。今や電子ファイルをメールに添付してグループ送信できる時代です。そうやって思考する時間が失われていくのに、「失われた」ということ自体を意識することすら難しくなってしまいました。

道具に頼るあまり、人間の根幹である理解や記憶を犠牲にするとしたら、本末転倒ではないでしょうか。「デジタル機器とうまくつきあっていく」と言えるほど、これはなま易しい問題ではないと私は思うのです。

画面で読むか、紙で読むか

ノートの取り方や書き方について述べてきましたが、次に読み方について考えてみたいと思います。インターネットの普及によって、文章をパソコンやスマホの画面で読む機会が格段に増えました。それでは画面で読むときと紙で読むときでは、記憶や理解に大きな違いはあるのでしょうか。

私自身の実感では明らかな違いがあります。たとえば、文書を紙に印刷して手に取ったとたん、画面では気づかなかったフォントの違いや誤字などが目に飛び込んでくるのです。電子機器の画面ではスクロールという便利な機能がある反面、大きく動かすと画面から消えてしまいますし、加筆や削除によって、それぞれのページにおける文字や文の位置が定まりません。そのため、空間的な手がかりがなくなって、全体と部分を把握したり参照したりする精度が落ちるのです。

そこで、スウェーデンのカールスタード大学で行われた実験[*3]を紹介しましょう。大学生の参加者72人を対象として、2群に分けます。一方のグループはパソコンのモニタ画面（17インチ）で電子ファイルにした文章を読んでもらいます。他方のグループは同じ文章をプリントアウトしたものを紙で読みます。レイアウトやページ数は同じですが、読むメディアが異なるという設定です。

第一の実験は、母語のスウェーデン語で書かれた文章を五つ読んでもらうものです。使った文章はそれぞれ1千単語程度のもので、全部で10ページある高等教育の資格試験用の問題（大学入試の国語に相当）でした。読解での理解度を調べるため、4択の読解テストを行ったところ、紙で読んだグループのほうが、パソコンで読んだグループよりも高い成績を示しました。この実験では、与えられた情報を消化して特定の内容に収斂《しゅうれん》させるような、先ほどの図4で言えば「解釈」の過程を見たことになります。

第二の実験では、逆に自ら新たな情報を生み出して発散させるような、「表現」の過程をテストしています。70語程度の短い新聞記事を10点読み、それぞれの記事に適切な「見出し」を好きなだけ付けてもらいます。これには、内容を的確にとらえて要約する能力だけでなく、その見出しを見た人の心に訴えかけるような表現やセンスの良さが必要です。全体の制限時間は30分で、評価は2人のジャーナリストが5段階で行いました。

その結果、見出しの内容評価は評価者の2人でほぼ一貫しており、その得点は二つのグループ間で差がなかったものの、やはり紙で読んだグループのほうが多くの見出しを作ることができていました。これらの実験はよく計画され、統計も正しく分析されていますから、結果は信頼できるものでしょう。

このような結果になった背景を探るため、2種類のテストの実施日に、参加者が紙と画面でどれだけストレスを感じたかなどについて報告を求めていました。これはVAS（visual analogue scale）という一般的な方法で、紙に10センチの線を書いておき、線の両端を最小から最大のスケールと見なして、適切な位置に×印を付けるというものです。線の真ん中を変化なしの基準点として、実験前にはいつもの状態と比較させ、実験後には実験前と比べて回答させました。

その結果、どちらの実験でも紙よりも画面のほうがストレスが10ポイントほど大きい結果になり、第一の読解の実験でのみ統計的に明確な差が出ました。テストを解くに当たって生じた努力や負荷が、このようなストレスレベルの違いに表れたのかもしれません。総じて紙のみで問題を解くほうが、無用な負荷から解放されて実力を発揮しやすいと言えそうです。

教育における紙の優位性

同じ文章を読んだわけなのに、紙とパソコンの画面で理解度や表現に差が生まれるというのは興味深いことです。このような傾向は大人ばかりでなく、子どもを対象とした次の調査でも同様の結果が得られています。それはノルウェーのスタヴァンガー大学が実施した研究[*4]で、第10学年（日本で言う高校1年生で、15〜16歳）の生徒72人を対象としたものです。前の実験と同じように、一方のグループは紙で、他方のグループはパソコン画面で、物語と解説文（それぞれ1400〜2000語）を読んでもらいました。用いた文章は、経済協力開発機構（OECD）が進めている学習到達度調査（PISA）の言語課題などです。その後すぐに内容の理解度を問う選択式と記述式のテストを行ったところ、紙で読んだグループはより高い成績を上げました。

ただし、特に子どもにおいては言語能力の発達に個人差が大きいため、一回のテストで紙とパソコンの画面の間に差が出るほど簡単な話ではありませんでした。そのため同様の問題を予備的に行い、さらに同義語問題や「しりとり」問題のスコアを使うことで、読解力と語彙力の個人差を補正する必要があったのです。

このように正しく実証するためには科学者たちの努力が必要ですし、それは容易なことではありません。このような統計分析は有益であり、教育現場での実証（いわゆる「エビデンス」）に基づいて検討しないまま電子機器を導入すれば、気がついたら原因不明の学力低下が生じていることになるでしょう。そして合成ＡＩの導入は、これまでの教育危機をはるかに上回る可能性があり、無視できないのです。私は現在、企業などと連携して、手書きの持つさまざまな価値に光を当てるプロジェクト「手書き価値研究会」を進めています（https://www.can-neuro.org/release20240116/）。

繰り返しになりますが、「効率がよい」とか「便利だ」「得だ」「楽だ」といった価値観は、教育には常に逆効果となります。人間の脳はそのような価値基準で動作していないので、一見便利なツールを使うことで、「脳機能を働かせない」という全く正反対の方向に誘導する効果があるのです。また、文書作成や翻訳などに合成ＡＩを使うことで、自分のできる能力を上回った成果を得られたように見えるかもしれませんが、そう思ったが最後、身の丈を忘れて際限なく頼り続けることになります。

もう少し記憶に及ぼす学習の効果について、具体的に考えてみましょう。学習しないと覚えにくい例の筆頭として、意味のない数字の羅列があります。たとえば円周率πですが、多くの人は「3.14」までは忘れないでしょう。私は学生のときに「産医師、異国に向かう」と聞いたので、「3.14159265」までは覚えています。数万桁まで暗唱できる人がいるというのは大きな驚きですが、やはりまとまりを作りながら語呂合わせにするのがコツだそうです。

私が理学部の物理学科の学生だったとき、「大学院に進む人は、さまざまな物理定数を覚えておくように」と先生に言われました。たとえば真空中の「光速」は、毎秒「2.99792458×10^8」メートル（センチメートルにすれば10の10乗なので覚えやすい）ですが、「肉苦なくニシンご飯」という語呂を自分で編み出したことがあります。

一方、数学の公式のように、情報をコンパクトにして記憶しようと思うほど覚えにくいものです。具体的な言葉や文脈、エピソードなど、さまざまな情報を組み合わせて複雑化して覚えたほうが、はるかに忘れにくく想像しやすい記憶として脳に定着されるわけです。豊富な質感（手ざわりなど）や、文字・図の位置情報を持った紙の教科書、自ら手を動かして書き取ったノート、そして授業での実体験――学校の授業を通して得られる、感覚や思考をフル稼働させた体験は、学習ソフトによる自習で置き換えられるものではありません。

人間の脳で最も発達しているのが、言語を司る言語野を含む**連合野**《れんごうや》です。連合野は、入力の感覚刺激を処理する**感覚野**《かんかくや》と、出力の運動指令を処理する運動野の中間段階に位置して、さまざまな脳機能を連合する働きがあります。連合野に刻まれた記憶が体験によって確かなものになっていれば、それが連想の手がかりとなって、思い出すべき情報を引き出すことができるのです。

マルチモーダルな体験を

言語の入力には視覚か聴覚のどちらかが必要ですが、それらの感覚の違いは明らかでしょう。言葉を受け取るときは、〈読む・聞く〉ことで得た情報が統合されますから、単なる感覚とは異なるわけです。実際、黙読のときも音読のときと同じように、頭の中で音声に直して理解するのが一般的です。

このように、視覚・聴覚・言葉といった入力のモードの違いのことを、**モダリティ**と言います。要するにモダリティの違いは、脳の使う部分が異なるということに由来します。

パソコン画面で文章を読むときには、スクロールするそばから前の部分が消えていき、すぐに次が現れてしまいます。すると、目が文字の上を上滑りしてしまいがちです。もしかすると、脳内では視覚情報の取捨選択が十分に行われないまま、言語化が断片的に進行してしまうのかもしれません。それでは「行間を読む」といった暇はほとんどなくなってしまいます。

さらに、相手の目や表情を見て話を聞くことを考えてみると、複数のモダリティが連合していることになります。たとえば、言葉では冗談を言っているようでも、目が笑っていないために「作り笑い」だと分かることがあるでしょう。この例のように複数のモダリティを連合させることを**マルチモーダル**と言います。

先ほどの説明によれば、マルチモーダルな体験は、ただ見るか聞くか、どちらかのみの情報よりも記憶に残りやすく、また思い出しやすいことになります。つまり、日々の学習をできるだけマルチモーダルな体験にしようと意識すれば、それだけ記憶定着の効果が期待できることでしょう。

たとえば、折り紙の折り方を本で見たとしましょう。熟練者でもなければ、すぐに記憶することは難しいと思います。そこで実際に紙を見て触り、本の指示の通りに折ってみるというマルチモーダルな体験をすることが欠かせません。そして、その過程を繰り返して初めて、記憶に残るわけです。頭の中で折り方を覚えたつもりでも、順番を飛ばしたり前後したりして、うまくできないものです。どこで間違えたかを意識的に修正することで、最終的にはほとんど自動的に折ることができるようになります。

このように手作業を伴うような記憶は、**手続き的記憶**と呼ばれます。いわゆる「体で覚える」記憶の一種であり、一度しっかり身に付けておけば、生涯忘れることがないほどにまで確かなものになります。このタイプの記憶は、比喩的に「筋肉の記憶（muscle memory）」とも言われることがありますが、体を使うように覚えるだけで、本当に「筋肉で」覚えているわけではありません。あくまで「神経で」覚えることに変わりはないのです。

その具体例として、楽器の弾き方・吹き方や、スポーツのフォーム、機械の操作法などが挙げられます。熟練すれば余分な力が抜けますし、自分で意識しないで自然に体が動くようになります。マジックの手順も同様で、意識せずにできるようになるまで練習しないと、人には決して不思議な現象に見えません。

これに対して「頭で覚える」記憶のほうは、**陳述的記憶**と呼ばれます。「宣言的記憶」という用語もありますが、同じ意味です。「私はそのことを次のように覚えていますよ」と第三者に言葉で表したり陳述したりできる知識だからです。この陳述的記憶を作るには、脳の左右に一対ある**海馬**《かいば》という場所を必要とすることが分かっています。ところが手続き的記憶は海馬とは関係せず、**小脳**などが使われます。つまり、脳の記憶システムが異なっていると考えられています。

たとえば鍵盤をたたいて音を聞くピアノのように、手続き的記憶はトレーニングの段階で自然とマルチモーダルな体験を経ることになるため、頑健な記憶として定着しやすいとも言えます。ところが陳述的記憶のほうは、「効率的な学習法」を目指そうとすればするほど、手がかりが乏しくなって忘れやすくなるというわけです。

英語などの言語習得が「習うより慣れろ」と言われるのは、陳述的記憶に頼るような「勉強」ではなく、マルチモーダルな体験を活かして手続き的記憶に近づけたほうが、より自然な習得が実現するからです。

マルチモーダルな体験を活かすには、繰り返しのトレーニングのため、それなりの時間を確保しなくてはなりません。実生活では、いや応なく飛び込んでくるメールやSNSが気になったり、すぐにネット検索で調べたくなってしまったりするものですが、そのような時間はできるだけ切り詰める必要があります。

本章を通して、紙の本の大切さを再認識していただけたでしょうか。紙の本の読書こそが、脳の健全な成長の糧となると言えます。また、メモを取るときには脳の能力をフルに引き出すよう、パソコンのキーボードではなく、紙のノートや手帳とペンをできるだけ使いたいものです。最近、そのことを実証する脳科学の結果を得ましたので、第5章で詳しく紹介したいと思います。ただ、人間の脳の働きについてあまりなじみのない方も多いと思いますので、第4章でまず脳の仕組みについて解説をしておきましょう。

第４章

脳の仕組みを知る

第3章では、私たちが文章を書いたり読んだりするときに、脳の中で何が起きているかを「手書き」と「キーボード」、「紙」と「パソコン画面」を比較しながら考察しました。その説明のなかで脳の場所を指す名称として、「言語野」や「感覚野」などの専門用語がいくつか出てきました。本書は脳科学を軸足にして人間の真の姿を探ることを目的としていますので、そのベースとなる脳についての知識があると、理解が深まりやすいと思います。ですからこの章では基礎的なところから、人間の脳の構造や、記憶が作られる過程を見ていきましょう。

大脳の役割

脳と脊髄《せきずい》をあわせて、**中枢神経系**と言いますが、脳はさらに**大脳・小脳・脳幹《のうかん》**の三つに分けることができます（**図5**）。このうち脳幹は、生きるのに必須な呼吸や体内時計などのリズムを刻む機能があります。ただ、本書のテーマである言語や記憶、思考とは直接関係しない部位ですから、これ以上の説明は省きます。

大脳の表層にあるのが**大脳皮質《ひしつ》**です。大脳皮質の外側は層状になっています。**図6**の

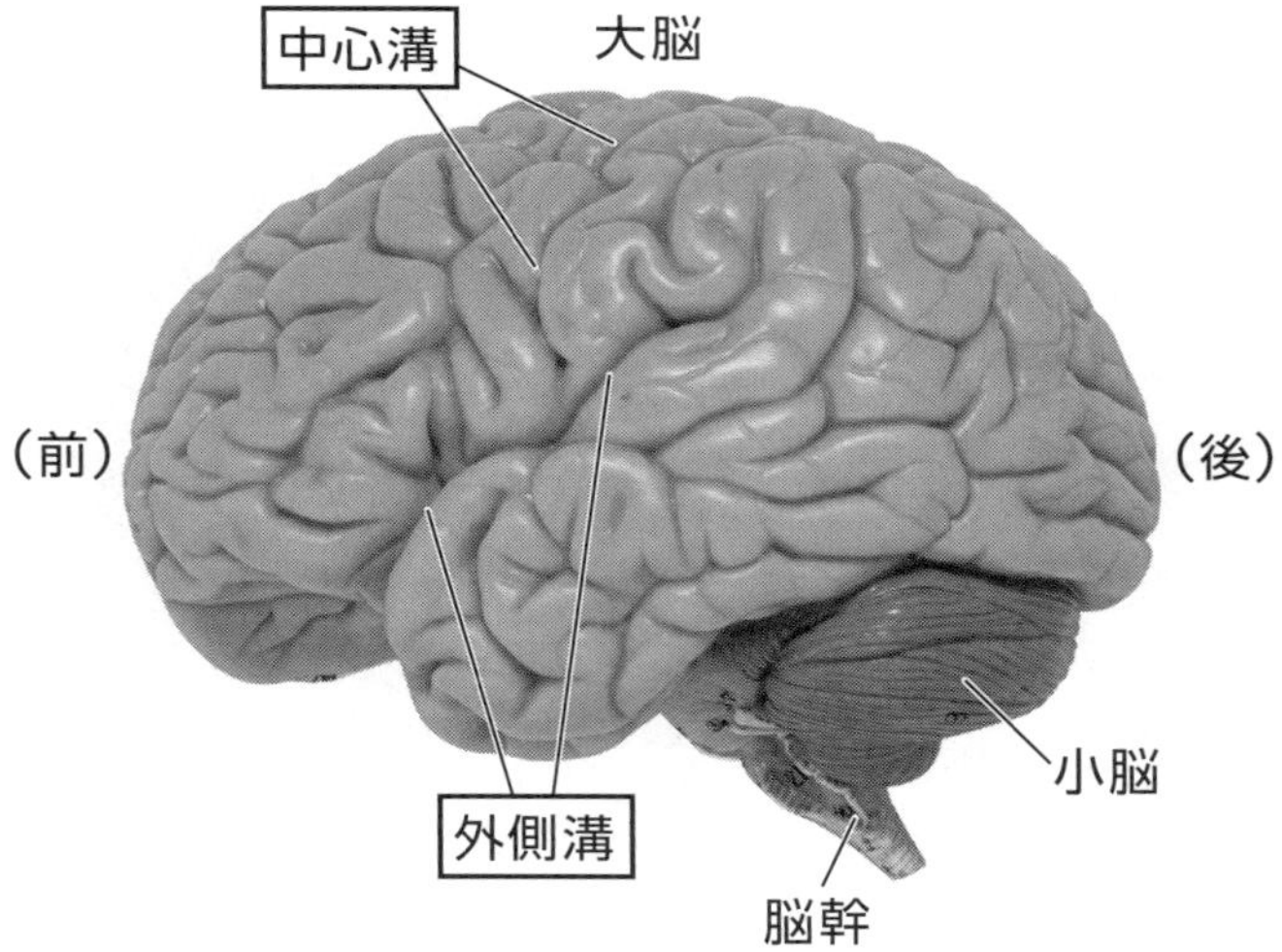

図５　脳の構成（大脳・小脳・脳幹）

ように、ニューロンの本体（細胞体）が分布して灰色に見えるのが**灰白質**《かいはくしつ》です。灰白質のすぐ内側はニューロンの線維《せんい》（脳科学では「繊維」ではなく、「線維」と書きます）が集まって白く見えるので、**白質**《はくしつ》と呼ばれます。

なお、ニューロンの線維はすべて束になっていて、白質を見ても白い塊《かたまり》にしか見えないのですが、灰白質に入っていく入力の線維と、灰白質から出ていく出力の線維の2種類に分かれています。

図7は、「神経科学の父」と呼ばれるスペインの**ラモニ・カハール**（1

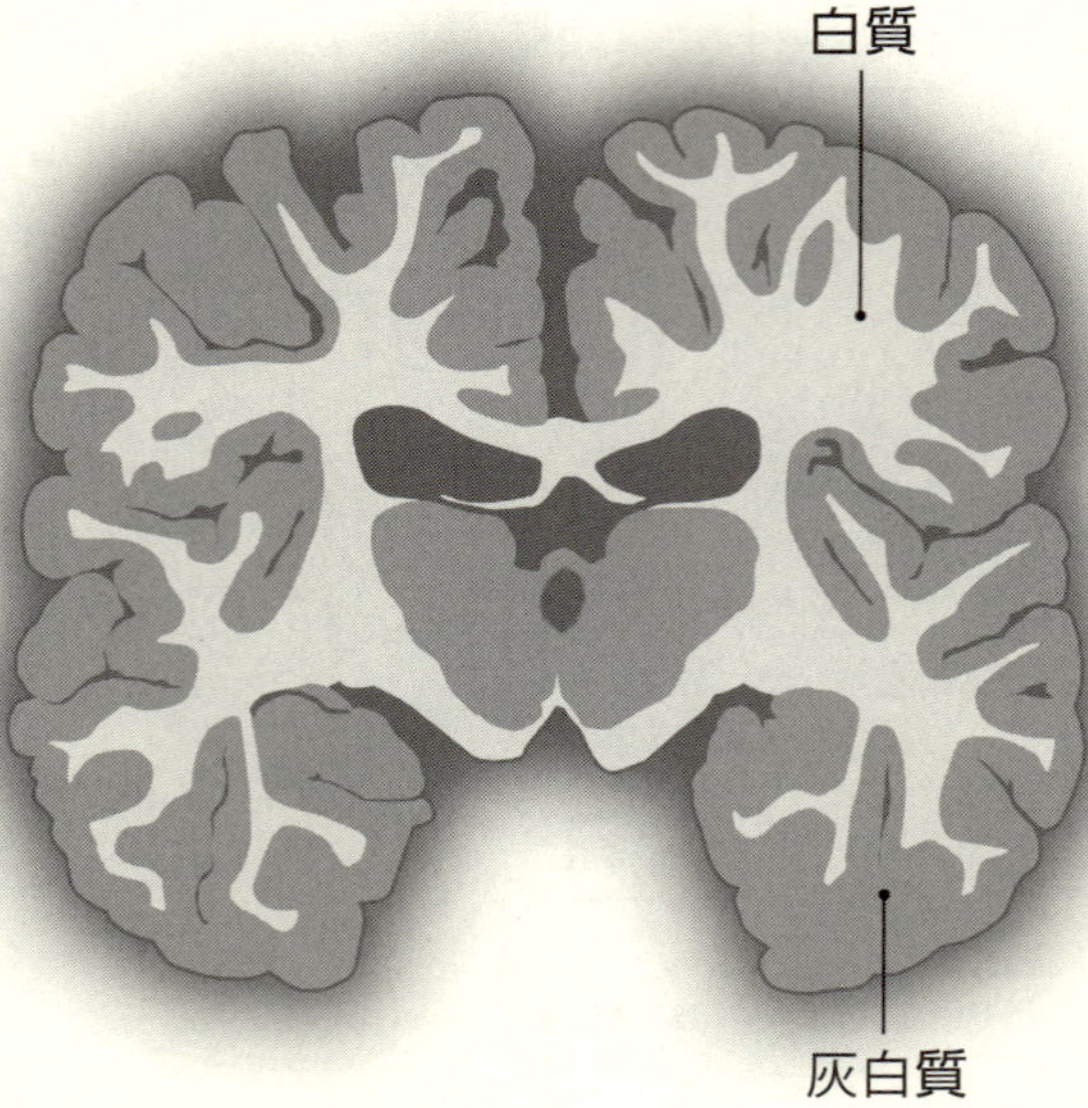

図６　大脳皮質の断面

852－1934）が描いた脳のスケッチです。顕微鏡によるニューロンの形の観察に基づいて、入力と出力の線維を分けながら、それぞれに矢印を正確に付しています。

さらにニューロンは、電気信号を伝える先の細胞の活動を高める**興奮性**のタイプと、活動を弱める**抑制性**のタイプの2種類に分かれています。大脳には多様なニューロンが互いにつながっていますが、一斉に興奮することがないの

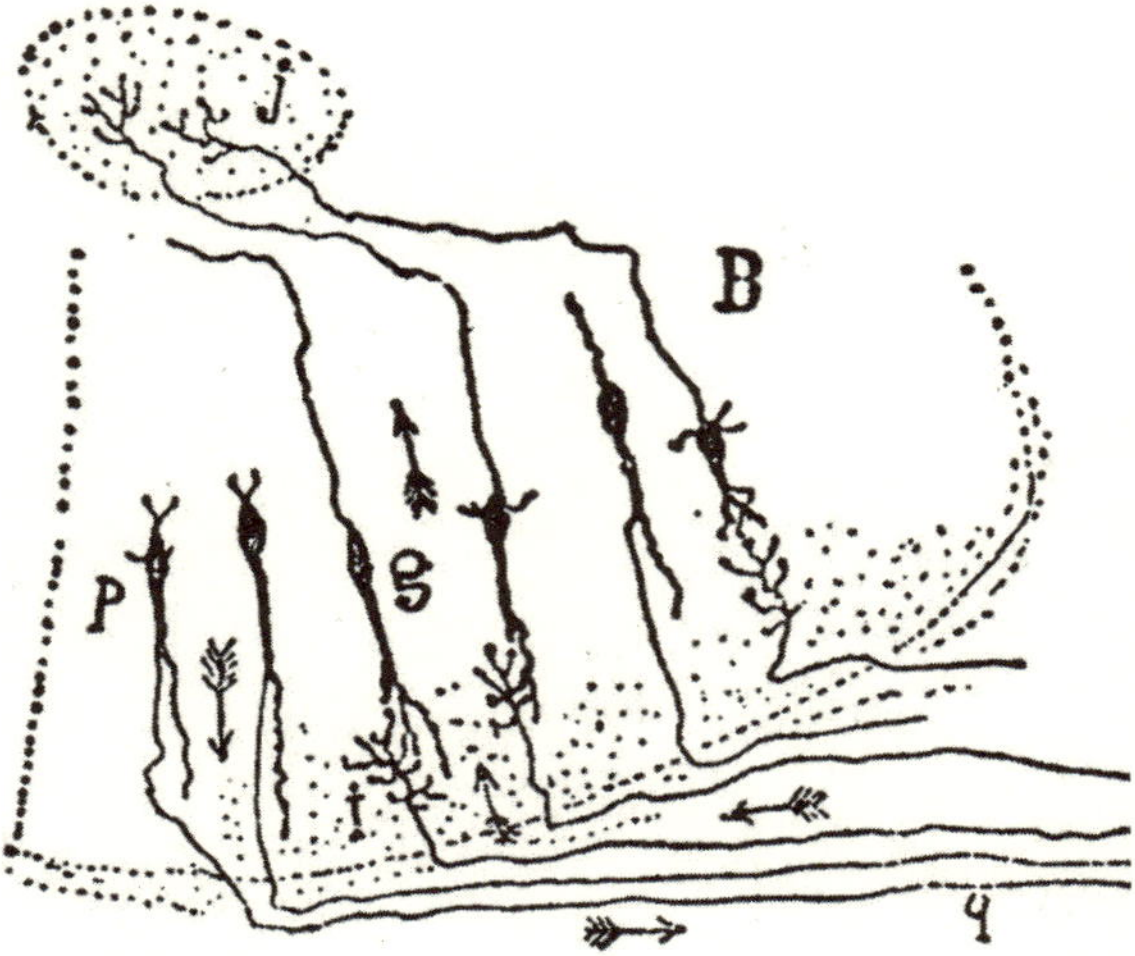

図7　ラモニ・カハールによるニューロンごとのスケッチ

は、たくさんの抑制性のニューロンが仲介しあっているためです。人の世界でも、平和を保つためにはそうした仲介役が欠かせないわけです。

　さて大脳皮質は、前のほうから**前頭葉**、**側頭葉**、**頭頂葉**、そして**後頭葉**の四つに分けられます（図８）。図５には、**外側溝**《がいそくこう》と**中心溝**という最も深い溝が示されていましたが、この二つの溝が前頭葉・頭頂葉・側頭葉の境目となります。前頭葉・頭頂葉と側頭葉の上下の境が外側溝で、前頭葉と頭頂葉の前後の境が中心溝です。なお、後頭葉の前側の境界線

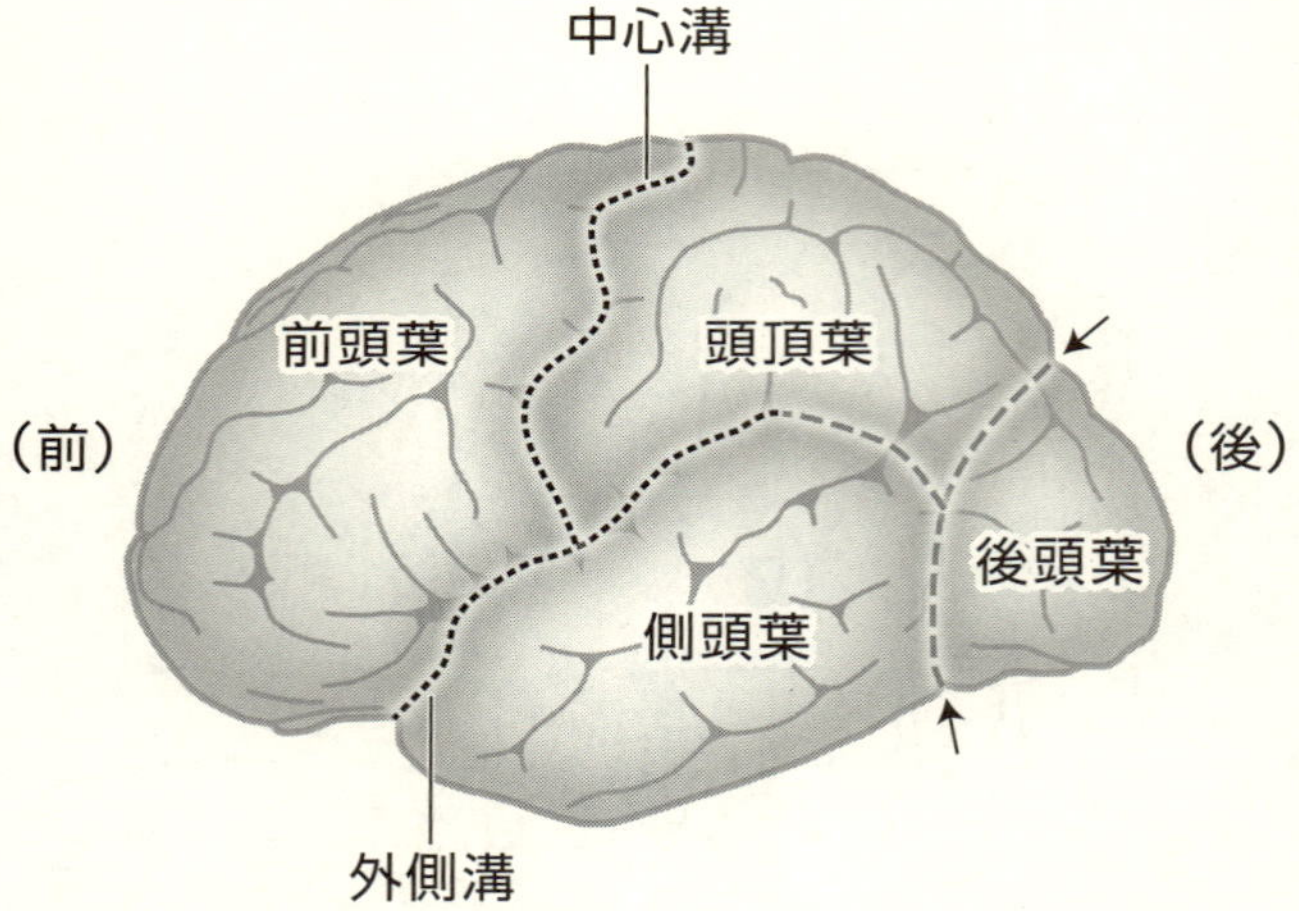

図8　四つに分けた大脳皮質

は、大脳の上下にあるくぼみ（図8の二つの矢印）を結んだ線が目安となります。前頭葉・側頭葉・頭頂葉・後頭葉は、脳の大まかな位置を表すのに使われる呼び名ですが、脳内での働きを表す領野《りょうや》としては粗すぎます。

第3章で運動野のことが出てきましたが、運動野は前頭葉の一番後ろにあって、中心溝のすぐ前に位置しています。体の各部の筋肉へとつながる神経（運動神経）に対して、たとえば「腕を上げよ」といった運動の指令を出す領野です。

図9についている番号は、ドイツの

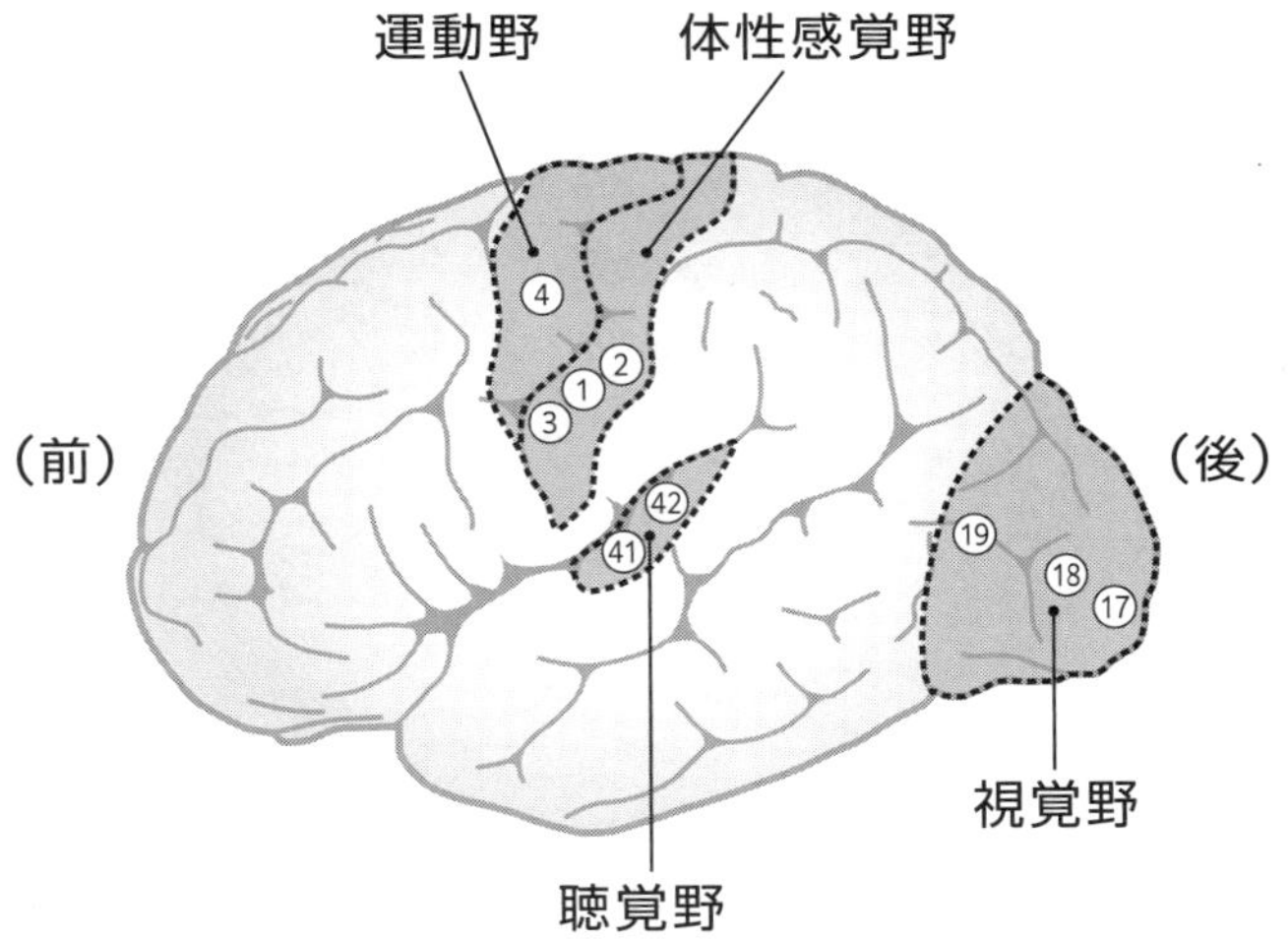

図9　脳の入出力を司る領野

解剖学者ブロードマン（1868－1918）が顕微鏡で細胞の種類に基づいて定めた、1～52まである領野番号で、今なお広く使われています。たとえば運動野は4番目の「4野」になります。

　運動野のすぐ後ろに接する頭頂葉側には、**体性《たいせい》感覚野**があります。この領野は、痛覚や触覚などの皮膚感覚や、筋肉と関節、内臓の感覚を受け取るところです。また、後頭葉には**視覚野**があり、目で見た情報が処理されます。外側溝に近いほうの側頭葉には、耳で聞こえた情報を処理する**聴覚野**があり

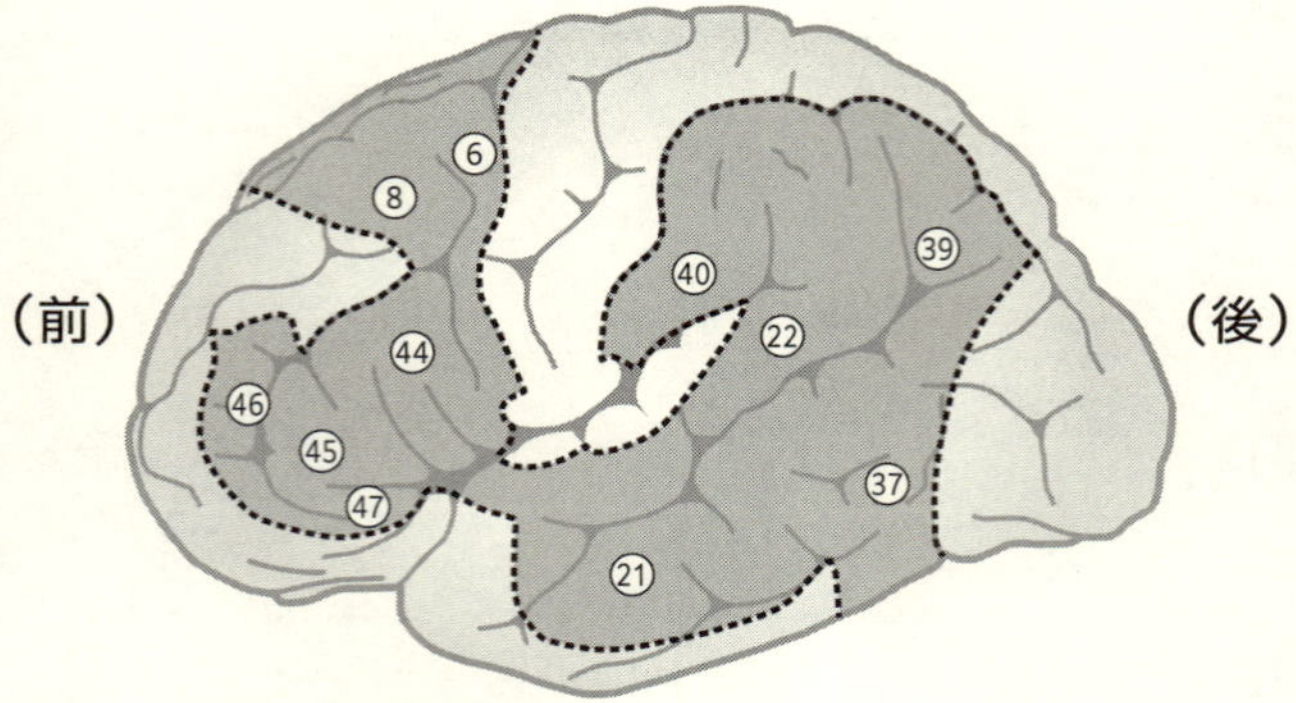

図10　言語に関係する連合野

ます。

なお、この三つの感覚野と運動野の機能を連合する連合野は、側頭葉・頭頂葉から前頭葉にかけて広がっています。**図10**では、特に言語の働きに関係する連合野の番号を示しています。

以上のように脳の働きがそれぞれの領野に分かれていることを、**機能分化**と言いますが、脳を理解するうえで最も大切な考え方となっています。

脊髄の役割

体のあちこちで感じた感覚の情報は、脊髄の中を上る線維で脳の体性感覚野に伝えられるわけですが、運動野からの指令はその反対で、脊髄の中を下ります。たとえば、熱いものに指が触れてしまい、手を慌てて引っ込める動作を考えてみましょう。これまでの説明に従えば、次のような脳と脊髄の経路を通ることになります。

指の皮膚感覚→脊髄→視床→体性感覚野→運動野→視床→脊髄→上腕の筋肉

つまり、脳の体性感覚野で熱さや痛みの程度を評価して、その評価に応じてどのように手を動かしたらよいかを判断し、最終的には運動野が筋肉へ向けての指令を出すことになります。しかし、このような信号のリレーを続けているうちに、やけどが深部にまで広がりそうです！

そこでこのような危機に瀕《ひん》したときは、「**指の皮膚感覚→脊髄→上腕の筋肉**」という脳を飛ばした最短ルートを通ります。脳が進化して立派な大脳を持った動物ほど信号のリレーが過多になり、けがが絶えない状態になっては困るわけです。

そうした最短ルートを通ることは、よく知られている**反射**という脊髄に備わったメカニズムです。これは本来、大脳での評価や判断を待っていては間に合わないときの非常手段なのですが、うまくトレーニングすれば、スポーツやゲームなどに活かすことができます。いわゆる「反射神経」を鍛えればよいわけで、たとえばラケットを使う同種のスポーツでも、テニス→バドミントン→卓球の順にその必要性が高くなっていきます。
しかし「効率重視」のあげく、日々の学習にまでタブレットを持ち込み、ゲームのように反射神経を使うというのは、明らかに逆効果です。なぜならそれは、できるだけ大脳皮質を使わないように仕向ける方法ですから。

小脳の役割

先ほどのスポーツがよい例ですが、脊髄反射では極限までスピードが追求できる一方で、精度に乏しいのが欠点です。ここで動物の進化を考えてみるとよく分かるように、捕食者が獲物を追うのと、それから逃れるのは、単なるスピード勝負ではありません。高等な肉食動物ほど身を隠して獲物に近づいたりする「狩り」の精度が高いですし、草食動物のほうも逃げる途中で急に方向転換をしたりできます。そうなると、脊髄反射では限界があるわけです。

そこに小脳が登場します。小脳が仲介すると、動作を正確で精度よく、そしてなめらかにコントロールできるようになります。それは、小脳が独特の**神経回路**を作っているからできることなのです。小脳の組織を顕微鏡で見ると、大脳とは違ってニューロンが極めて整然と並んだ「装置」のように見えます（図11）。

どの脊椎《せきつい》動物でも小脳は大脳の後ろで下部の隠れたところにあります（本章の図5）。大脳と小脳の大きさを比べると、面白いことに動物の種にかかわらず、ほぼ10対1の比率です。哺乳類のなかでも特に脳が発達した人間では、大脳だけでなく小脳も高度に発達しているのですが、その比率は変わりません。ただし大きさの点では、ゾウやイルカ、クジラなどには負けますが。

小脳は、運動を制御したり手順を覚えたりする中枢であると長らく考えられてきました。第3章で「体で覚える」記憶の一種として手続き的記憶のことを説明しましたが、小脳を中心とした複数の領域が関わっていると考えられます。一般にそのような動作の記憶は、数学の公式のように覚えているわけではなく、意識に上ることがないまま身に付いてしまいます。もちろん最初は大脳を使って意識的に練習したり癖を直したりしますが、熟練すれば次第に大脳の関与が減ってきますから、小脳は大脳の外部記憶装置と言えそうです。世界の小脳研究をリードした日本の伊藤正男《いとうまさお》先生（1928－2018）

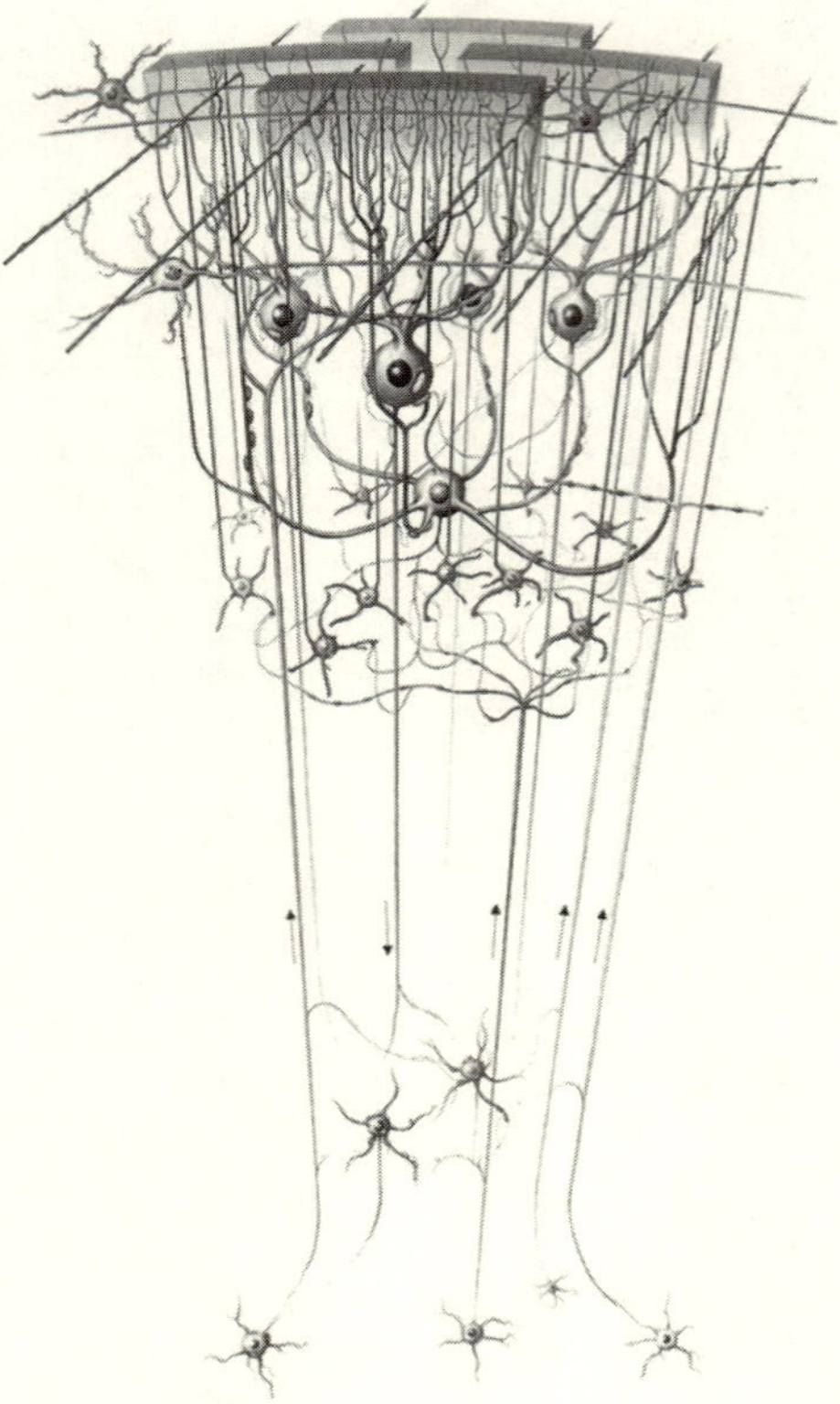

図11　小脳の神経回路
出典：『脳と心を考える』（伊藤正男著、紀伊國屋書店、1993）

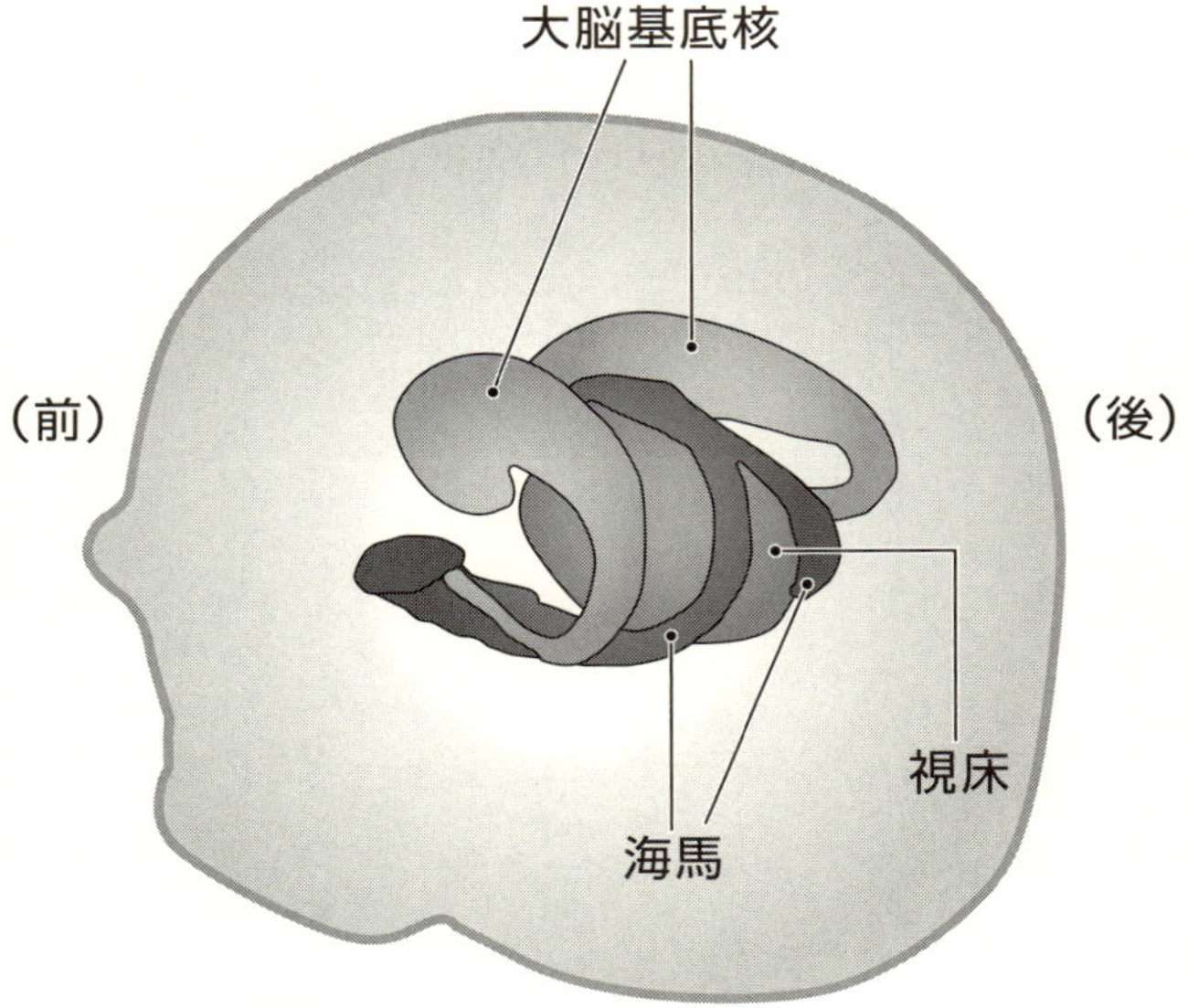

図12　大脳基底核・視床・海馬

は、運動だけでなく言語や思考でも、一定の型やパターン（「メンタルモデル」と呼びます）を作るとき、小脳が自律的に働くということを提唱しました。

　小脳と並んで、運動のなめらかな調節に欠かせない役割を持つのが、**大脳基《き》底《てい》核《かく》**です。第3章で出てきた視床は、大脳のちょうど真ん中にあるのですが、大脳基底核と海馬がそれぞれ一対ずつ、視床の左右を取り囲むように位置しています（**図12**）。

　大脳基底核に異常が生じる病

気の一つに、**パーキンソン病**があります。運動野に問題がなければ体を動かすことはできるのですが、動作が緩慢になり、手足の震えやこわばりを止めることができなかったり、バランスをとる能力が低下したりします。たとえ日常的な動作であっても、脳の高度な調節機構に支えられていることが分かります。

脳の「論理」

脳のそれぞれの領域がどのように合理的に働いているかという根本的な**作動原理**は未解明ですが、脳機能の一般的な「論理」は分かりやすいと思います。一言で言えば「適材適所」ということで、ふさわしい所には労を惜しまず手厚く資材を提供する仕組みになっています。

その最もよい例が血液の供給です。脳への動脈は大脳皮質に入るとさらに無数の毛細血管へと分かれていきますが、少しでも流れが滞《とどこお》ってしまえば細胞が壊死《えし》してしまいます。しかし、すべての細胞に潤沢に循環させるには、いくら血液があっても足りません。

そこで必要となるのが「適材適所」という論理です。ニューロンが活発に活動している周りの血管のみが弛緩《しかん》することで、その拡張した血管を通る血流量が局所的に増えるわけです。脳活動を秒単位で画像化するｆＭＲＩ（機能的磁気共鳴画像法）は、**局所脳血流量**の変化を捉えることができる代表的な手法です。

特に感覚野では、この「適材適所」の論理に従った区分けが厳密になされています。たとえば後頭葉にある視覚野では、注視点（注視した先）の周りで自分が見ている辺りが整然と再現されていますが、皮質の大部分は、視野の中でも注視点に近い真ん中の範囲のみに充てられており、細かい部分まで見られるようになっています。その分、周辺はよく見ることができません。この本を手にしてページの真ん中を注視したとき、目を動かさずに読める文字の範囲はかなり限られていることが分かるでしょう。その代わり、周辺視では物の動きを精度よく捉えることができます。そして、視覚野で特に活動しているニューロンの付近で血流量が増えているわけです。この仕組みは、なんと理にかなったデザインでしょう。

体性感覚野や運動野も同様です。体のあちこちからやって来る感覚や運動の情報を、領域全体でまとめて処理するわけではありません。顔や手は特に鋭敏な感覚を持ち、しか

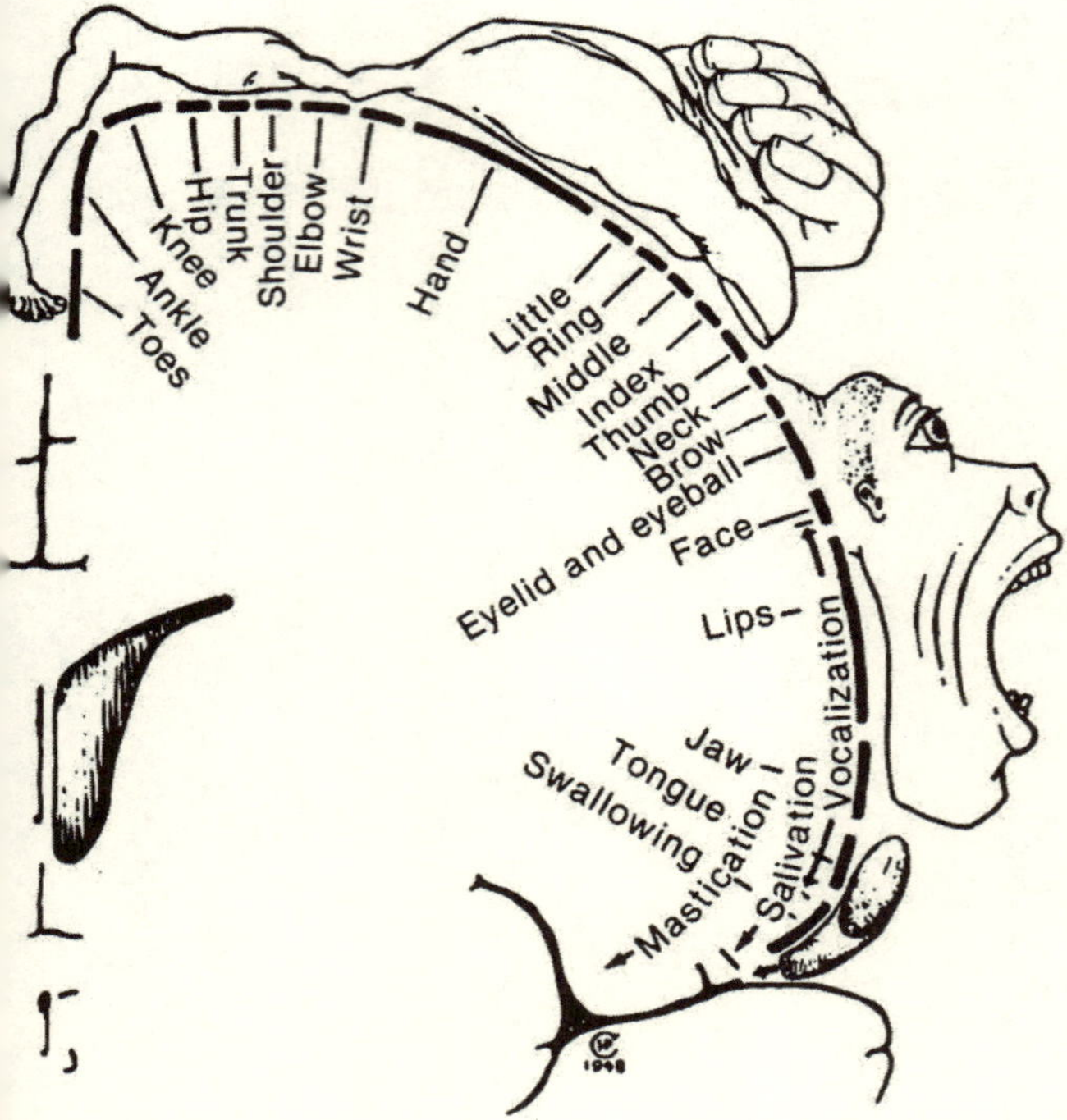

Penfield & Rasmussen (1950)

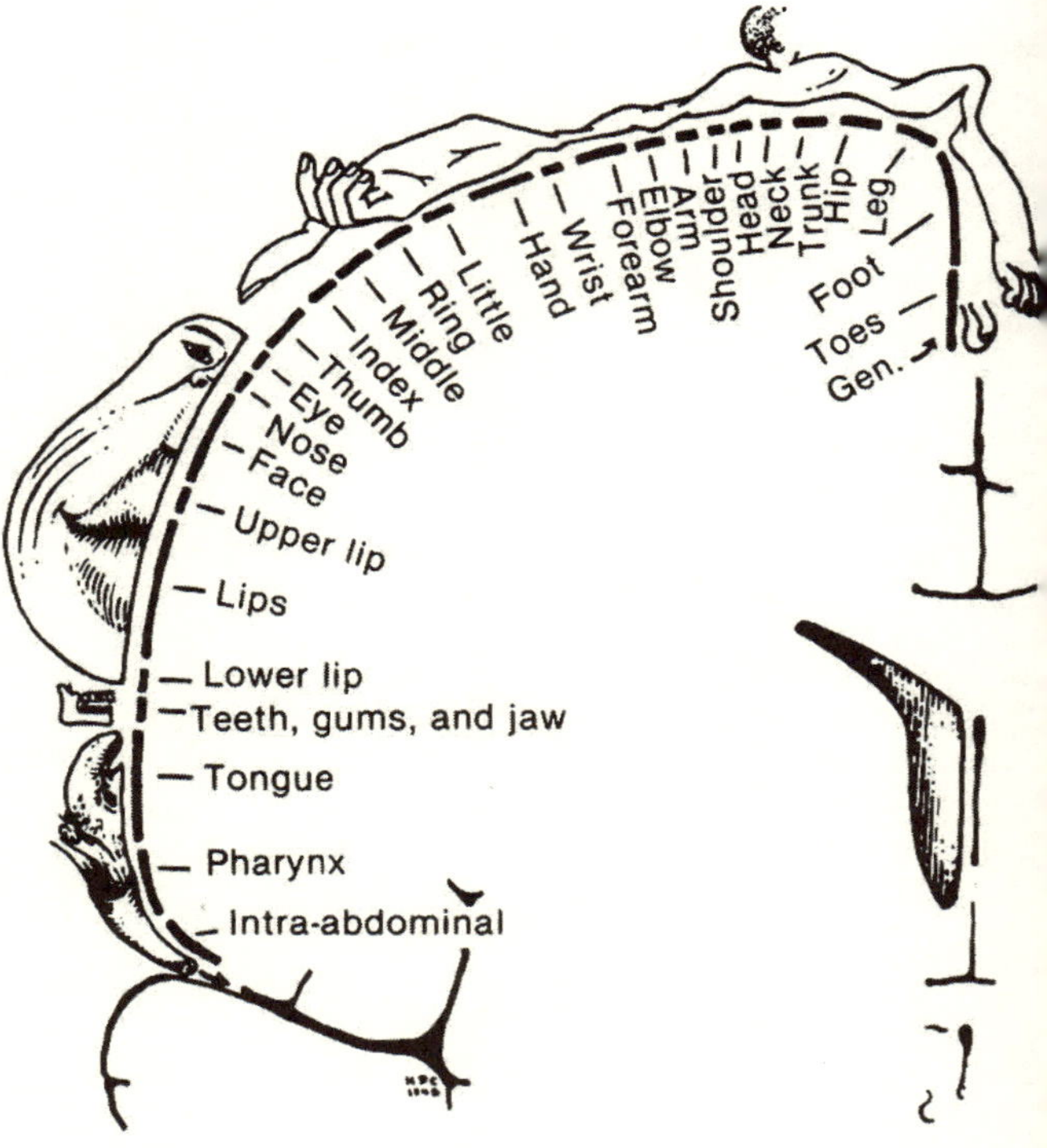

図13　感覚運動皮質の機能マッピング

も繊細な動きが要求される場所ですから、他の体の場所よりも広い面積を皮質上で占めています。そうやって他より多くのニューロンを動員して分担するわけですから、一つのニューロンで担当する領域は狭くなり、それだけ細かい処理ができることになります。

これは、特に重要なプロジェクトに多くの人員を割り当てるのと同じことです。一つのことに関わる人が増えてくれば、それぞれの仕事をうまく分担したり、各自の専門性によって担当を振り分けたりすることができるようになります。まさに「適材適所」というわけです。

図13は、カナダの脳神経外科医**ワイルダー・ペンフィールド**（1891－1976）が1950年ごろに、脳外科手術の際に脳の表面を部分的に電気で刺激して作った「地図」です。脳外科の手術では、言葉のやり取りによって言語野の反応を調べる必要があるときに、全身麻酔を止めて頭皮のみの局所麻酔（手術の切開部のみに麻酔がかかっている状態）に切り替えます。このとき体性感覚野の一部を刺激すると体の感覚が脳だけで生じますから、その感覚が生じた場所を患者が自分の言葉で報告できます。また、運動野の一部を刺激すると、対応する体の部分が意思に反して動くことになります。

図13に再現した脳の「地図」を見ると、体の重要なところには大きな領域を使って、そうでもないところ（たとえば背中や下肢《かし》）には小さな領域だけで済ますという、脳の「論理」が一目瞭然でしょう。なお、この区分は絶対的なものではなく、しかも大人になってからでも個人の経験によって変わりうることが、いくつかの優れた実験によって示されています。詳しくは第6章で解説します。

このように脳機能の地図を作ることを**機能マッピング**と言います。先ほど紹介したfMRIも、機能マッピングを行う手法の一つです。先ほどのペンフィールドによる方法は、脳外科の手術を必要とする患者でしか実施できませんが、fMRIは健常者を対象に何度でも安全に繰り返すことができるのが利点です。このfMRIという手法のお陰《かげ》で、私は三十年以上も脳科学の実験を続けて来られました。

海馬の役割

それでは、単語や数学の公式などを覚えるときには、脳のどこが使われるのでしょうか。それは前に述べた陳述的記憶に当たり、本章の図12にあった海馬が重要な役割を果たしています。新しく覚えた意味やエピソードなどの記憶は、必ず海馬を経て整理し直された後に大脳皮質に定着すると考えられています。これは、酸欠などで海馬に損傷が起こると、**前向性健忘**《ぜんこうせいけんぼう》（または前行性健忘）といって、障害の時点より最近のことが覚えられなくなることから分かります。しかも障害より古い記憶も一定の範囲で覚えていないため、その範囲の記憶はまだ皮質に定着していなかったことになります。

ただし、さらに古い記憶が失われる**逆向性**《ぎゃっこうせい》**健忘**（または逆行性健忘）は、大脳皮質それ自体の損傷によって起こります。以上のことから、海馬が機能しないと、たとえば自分の名前や生い立ちといった昔の記憶は思い出せますが、新たに意味やエピソードの記憶を作ることができなくなってしまいます。

海馬のニューロンは大脳皮質とは違った繊細な回路を作っており、虚血《きょけつ》やストレスなどの影響を最も受けやすい領域です。また、前頭葉に加えて海馬やその周辺が萎縮してしまうような**前頭側頭型**《ぜんとうそくとうがた》**認知症**もあります。脳や神経の病を根本的に治すためには、病気の治療に対する臨床研究だけでなく、ニューロンの基礎的な性質を解明する研究からも不断の努力が必要です。

ニューロンの構造

人間の記憶は意識的に取り出したり、言葉で表したりできますが、脳の中にそのまま言葉の形で格納されているわけではありません。海馬や小脳、そして大脳皮質をいくら細かく調べてみても、活動のパターンを簡単に読み取れるわけではないのです。それでは、記憶の痕跡は脳のどこにあるのでしょうか。

最も有力な仮説は、ニューロン同士の接点に当たる**シナプス**の変化です。脳の中で記憶がどのように作られ定着していくかを理解するため、ここでは細胞のレベルで脳を見ていきましょう。

ニューロンの中心部は膨らんでおり、その中に細胞核を一つだけ持っています。その中心部のことを**神経細胞体**と言います。そこから**樹状《じゅじょう》突起**と呼ばれる突起が四方八方に伸びており、根元が太くて先端が細くなっています。樹状突起上には、別の多くのニューロンが作る無数のシナプス前終末《ぜんしゅうまつ》が近接していて、そこから信号を受け取っているのです。

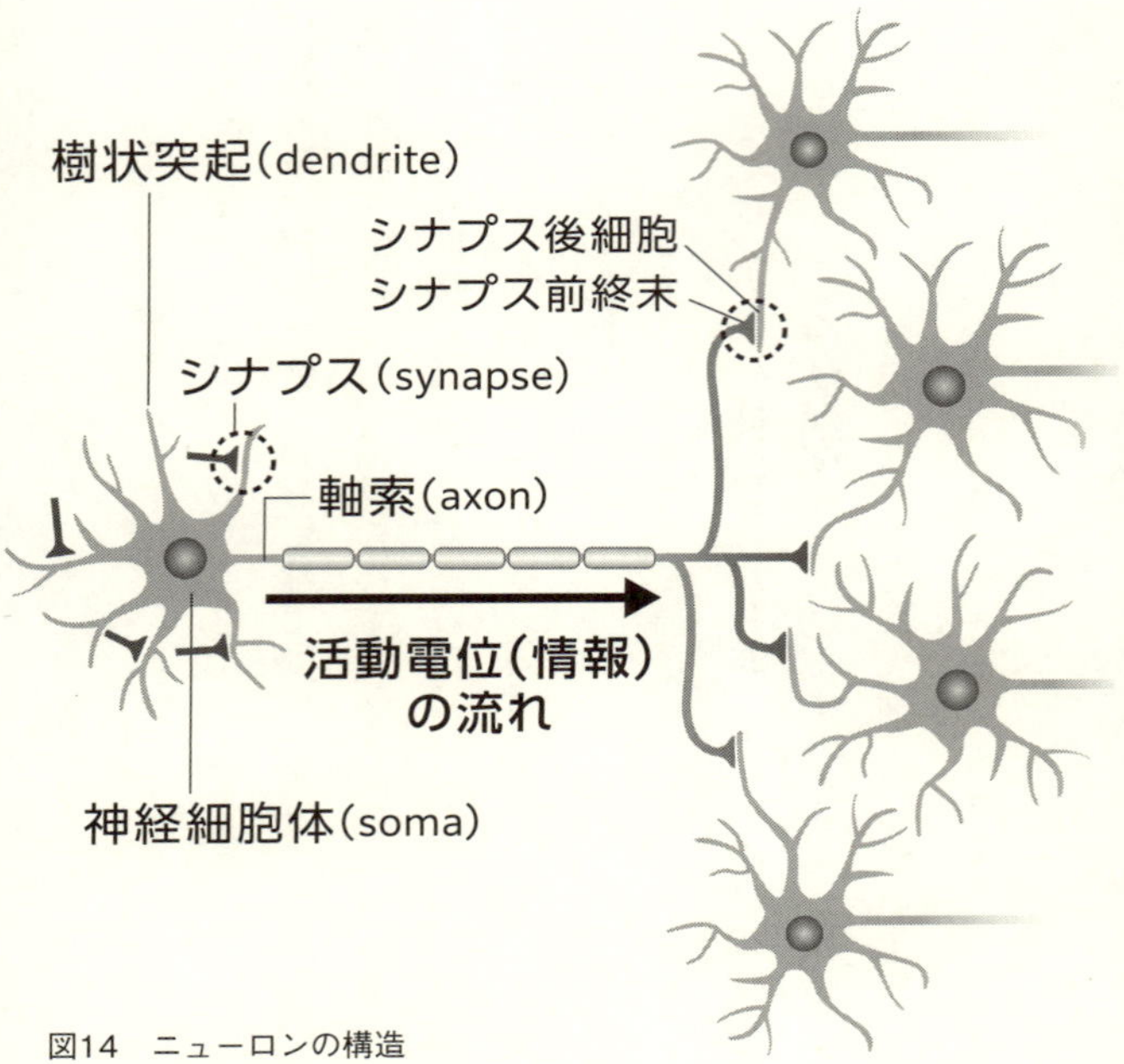

図14　ニューロンの構造

ある時点で細胞体が受け取る信号が全体として強ければ次のニューロンへとその信号を送り出し、弱ければ止めてしまいます。神経細胞体は言わば、情報の集約や選別をしているのです。

神経細胞体からは、**軸索《じくさく》**と呼ばれる細い突起が長く伸びています。軸索は神経細胞体からの出力信号を伝える線維で、言わば送電線のようなものです。その出力信号の実体は、細胞の外から中に流入するイオン（電気を帯びた原子）による**活動電位**（電位の変化）であり、神経細胞体に端を発して軸索上を一方向に伝わります。これを情報の流れと見なすことができます。

また面白いことに、神経細胞体から出る軸索はどのニューロンも1本だけですが、軸索の末端は枝分かれして、それぞれの先端にあるシナプスを通して同時に複数のニューロンに信号を伝えられるようになっています。このようにして、次のニューロンに情報を送っているわけです。

シナプスの役割

シナプスでは、送り手側ニューロンの軸索（シナプス前終末）と、受け手側ニューロンの樹状突起（シナプス後細胞《こうさいぼう》）がぎりぎりまで近接しているわけですが、それでもわずかな隙間《すきま》が空いています。シナプスにおける次のニューロンへの情報の受け渡しは、電気信号ではなく化学物質で伝えるのが一般的なタイプです。電気的な伝達のほうがはるかに速いのですが、手間暇《てまひま》かけたとしても化学物質を使ったほうが微細な調節を行えるわけで、神経のミクロレベルであっても単なる効率重視ではないことが分かります。

シナプスでやり取りされる化学物質のことを**神経伝達物質**と言います。送り手側ニューロンの出す神経伝達物質は1種類と決まっているのですが、受け手側ニューロンのほうはさまざまな化学物質を受け取ることができます。代表的な神経伝達物質には、次のニューロンを興奮させるタイプの**グルタミン酸**と、抑制させるタイプの**GABA**《ギャバ》（γ《ガンマ》－アミノ酪酸《らくさん》）があります。

このようにシナプスの仕組みに手間暇かけるのには、理由があります。その一つは学習の働きです。海馬などでは情報伝達で特定の同じシナプスを使うほど、その感度が上がり続けることが実証されており、**長期増強**と呼ばれます。このメカニズムは、神経回路の中で特定の経路を強化することにつながります。

一方、小脳などでは特定の同じシナプスを使うほど、その感度が逆に下がり続けるので、**長期抑圧**と呼ばれます。先ほどの伊藤正男先生のチームは、長期抑圧のメカニズムについて分子レベルまで解き明かしました。

小脳の学習機能を示す例として、**前庭動眼反射**《ぜんていどうがん》が有名です。目の前の物体を見つめながら、頭を傾けずにゆっくりと左右に振ってみて下さい。物体の像はそれほどぶれなかったことでしょう。これは小脳が頭と反対方向に眼球を動かす調節をしている効果です。このように、実際の運動で生じる誤差をできるだけ少なくして精度を高めるときに、小脳の働きが役立っています。

繰り返し学習などによってシナプスは強められたり弱められたりと変化していき、その変化した状態が長期にわたって保存されます。この現象は**シナプス可塑性《かそせい》**と呼ばれ、ミクロレベルの「記憶」の痕跡だと考えられているのです。可塑性とは、外からの力で形が変わり、そのまま元に戻らない性質を指します。英語ではplasticityと言いますが、成形が自由なプラスチック（plastics）と語源が同じです。プラスチックは、熱したり力を加えたりすると、できあがった後でも形が変わることがありますが、このように可塑性には、まだ変形する余地があるわけです。

グリア細胞と脳の健康

さて、「脳細胞」と言う場合は、ニューロンだけでなく、**グリア細胞**（神経膠《こう》細胞）の

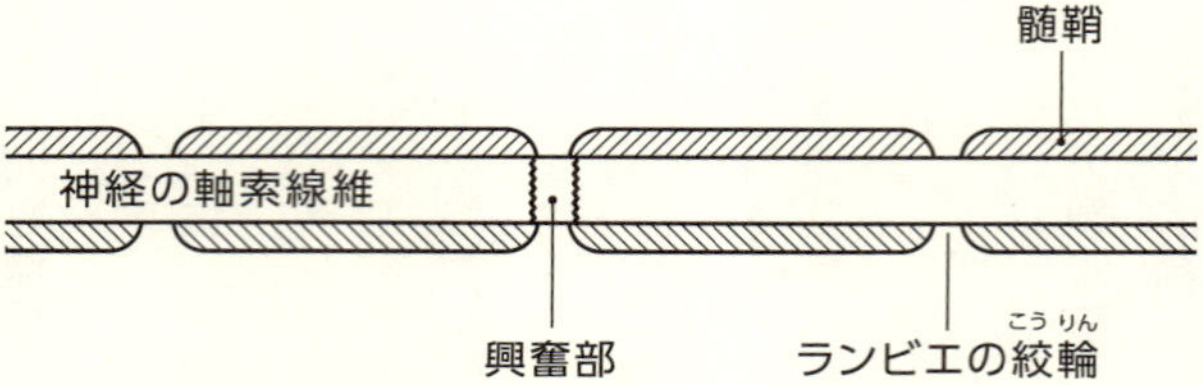

図15　神経の髄鞘

存在も忘れてはなりません。グリア細胞は、ニューロンの働きを支える裏方の役割をしており、その数はニューロンをはるかに上回ります。たとえば、ニューロンに栄養を補給して老廃物を捨てるという、脳の健康を保つ働きは、グリア細胞なくしては成り立ちません。

グリア細胞にはさらに大切な働きがあります。オリゴデンドロサイトと呼ばれる脳のグリア細胞は、ニューロンの軸索に巻きついて、信号を速く伝える手助けをします。鞘《さや》のように軸索に巻きつくので、**髄鞘**《ずいしょう》と呼ばれます。その断面を**図15**に示します。実際の計測によれば、この鞘がある軸索とない軸索では、電気信号が伝わる速さに百倍もの差がつくほどです。

ニューロンは電気信号を伝える働きを果たすよう高度に特化（生物学では「分化」と言います）していますが、細胞分裂の能力をほとんど失ってしまっています。一方、グリア細胞は「未分化」で複数の働きをこなしており、活発な細胞分裂を繰り返します。その分裂が度を過ぎて、がん化すると、**脳腫瘍**《しゅよう》の原因となってしまいます。脳腫瘍が大きくなると、脳の組織を壊してニューロンの働きを乱すようになるので、大きくならないうちに手術で取り除く必要があります。

また、いわゆる「**脳卒中**《そっちゅう》」という病気には、頭を打ったり、脳の血管が裂けたりすることで出血が起こる**脳出血**と、血管が途中で詰まってしまう**脳梗塞**《こうそく》の二つが含まれます。ニューロンが働くためには、脳の毛細血管から酸素と栄養分を受け取る必要があるわけですが、脳出血や脳梗塞の状態が続くと、その血管の周りのニューロンが死んでしまうため、必要な医学的処置は一刻を争います。

脳の病気そのものを「可塑性」と呼ぶことはありませんが、病気の後に起こる変化は「可塑性」に含まれます。それは、病気で生じたニューロンの損傷（「変性」と呼ばれます）が治ったり、リハビリ中に脳の働きが回復したりする変化を指しています。脳の一部に損傷が起きたとしても、残った部位が可塑性を発揮して代替ができる場合もあり、特に子どもの脳ではそうした変化が大きいことも知られています。それでも、脳は丸ごと移植したり再生させたりなどできませんから、自分の脳はかけがえのない唯一無二の器官なのです。

脳は高度な分業体制を持った精密なシステムである一方、病気以外にも不安定な側面を持っています。酒に酔って前後不覚になったりするのは、アルコールが脳に作用するためです。アルコール性の認知症も知られており、アルコールの大量摂取によってビタミンB_1が不足すると、健忘などのコルサコフ症候群が後遺症として生じると考えられています。

最近イギリスで行われた大規模な疫学的調査によれば、毎日の晩酌程度のアルコール摂取でも、脳の鉄分の蓄積を促すことで認知症になるリスクを高めるそうです。[*5] まして、麻薬などによる中毒は脳に不可逆的な損傷を及ぼします。

長寿社会を迎えて、脳の健康を維持することは今まで以上に重要な課題となっています。

加齢によるニューロンの変化

人間の脳は、生まれたときには重さにしてまだ成人の3割程度で、生後も成長を続けます。ニューロンの数が増え、軸索や樹状突起が伸びていき、グリア細胞も増えていくのです。乳幼児の脳の成長が最も著しく、3歳の時点で8割程度に達しますが、そこから徐々に増えていって思春期の頃に成人並みの重さとなります。

「三つ子の魂《たましい》百まで」ということわざがありますが、この「三つ子」とは、「3歳の子ども」という意味です。3歳頃までに確立する性格は、その人が年を取っても生涯変わらないというのが、このことわざの表す真理です。その頃には脳が8割方できあがっていると考えれば、納得がいくでしょう。

成人になるまでは、軸索の伸長や髄鞘の発達が続きますが、ニューロンが細胞分裂の能力を失っていますし、グリア細胞も頭蓋《とうがい》内で最大に達するため、その先は全体的な重さが増えることはありません。海馬などのごく一部では大人になってもニューロンが新生しますが、これは例外的です。

つまり、人間の脳は十代でほとんど成長が止まり、あとはニューロンが自然と死んでいくだけです。記憶力や学習能力のピークが二十代前半だという一般的な見方とも一致すると思われたかもしれません。高齢者で脳の萎縮が見られるのも、自然の習いです。しかし、ニューロンの数が多いことを単純に「頭が良いこと」と見なす道理はありません。もしそうなら、人間より大きな脳を持つゾウはもちろん、イルカやクジラのほうがはるかに優れた知能を持つことになります。

ここまで読んできた方はお分かりだと思いますが、知能に対してニューロンの数よりも大きな影響を与えるのは、ニューロン同士をつないでいるシナプスです。つまり、どのような神経回路を脳に持っているか、学習などの経験によってどのような記憶を蓄えたかのほうがはるかに重要なのです。ですから、加齢によってニューロンの数が減ることを気にするなど、杞憂《きゆう》にすぎないということになります。

年を取って「近頃もの忘れが多くなった」と感じたりすることもあるとは思いますが、その一方で、「昔取った杵柄《きねづか》」と言うように、昔のことはかなり正確に記憶しているものです。たとえニューロンが減ったとしても、記憶は多数のニューロンから成る神経回路で維持されていますから、シナプスの痕跡として記憶を保持している限りは復元が十分可能なのです。

修道女たちの美しい脳

アルツハイマーなどの病気では、自然な加齢とは異なり、脳の萎縮が急速に進んで認知症が起こりやすくなります。認知症の予防として脳を鍛えようとしても、遺伝的な脳の疾患には効果が期待できないかもしれません。しかし、そうとは一概に言えない事例も報告されています。

『100歳の美しい脳―アルツハイマー病解明に手をさしのべた修道女たち』（デヴィッド・スノウドン著、藤井留美訳、ディーエイチシー、2018年）という名著があります。原題は"Aging with Grace"で、「気高く（神の恩寵《おんちょう》とともに）老いること」という意味です。これはアメリカで678人もの修道女が協力した調査研究をまとめたものです。修道女のことを英語でナン（nun）と言うので、「ナン・スタディ」と呼ばれています。

参加者の年齢は75歳から106歳までで、年に1回の健診を行って、さらに死後には脳の剖検《ぼうけん》が行われました。脳の老化について考えるうえで、常に参照すべき研究です。

アルツハイマー病による脳の萎縮が死後に確認されたにもかかわらず、驚くべきことに、生前の記憶力や思考能力には異常が認められなかった例が複数確認されているのです。

そのうちの一人、シスター・メアリーは、84歳まで60年以上も教壇に立ち続け、102歳で亡くなるまで伝道活動を続けていました。調査に協力していた修道女たちは認知機能の検査を継続的に受けていましたが、シスター・メアリーは101歳のときに受けた検査でも極めて高い記憶力や判断力を示しました。認知症が進行すると人格の変化が起こることもありますが、シスター・メアリーは亡くなるまで人格がよく保たれていたそうです。

その一方で、シスター・メアリーの脳には明らかな病変があり、亡くなったときに脳の重さは870グラムでした。成人の平均的な脳の重量は1350グラムほどですから、6割近くまで萎縮していたということになります。

この不思議な現象を解明するのは難しいですが、長年にわたる規律正しい食事や知的活動が、脳の自律的な機能を維持することに役立った可能性があります。ただし、脳の損傷が軽度だったのに認知症の症状が重かった修道女もいましたから、脳の見た目だけで実際の働きを予想することはできないということなのです。

人間の脳は「精密なシステム」だと先ほど書きました。しかし、一部が壊れただけですぐに機能停止になるようなものではなく、それ以外の脳の部分が機能の障害を補う「代償作用」があると考えられています。もし、障害を受けた部分と密接につながっている領域が十分に機能していれば、時間をかけて機能を転移させる余地があるでしょうし、健康的な生活がそうしたリハビリに役立つという可能性もあります。

修道女たちの場合も、日々の摂生と研鑽《けんさん》に努めることで、脳の障害を克服することに成功したのではないでしょうか。失ったものを嘆くばかりでなく、自分の使える脳の力を生涯にわたって活かしていきたいものです。

コラム

ニューロンのスケッチ

ニューロンの本体である細胞体の大きさは、数ミクロン（1ミクロンは1000分の1ミリ）から0・1ミリほどと、細胞の中でも特に小さいので、脳組織を顕微鏡で拡大しなくては見えません。ただし、光の反射では表面が白く見えるだけですので、試料に光が通るようにする必要があります。それには脳組織をとても薄く切って「切片」を作ればよいのですが、脳はとても柔らかいため、切る前に組織を堅くする必要があります。それが「固定」と呼ばれる方法で、試料をホルマリン液（消毒や防腐剤として使うホルムアルデヒドの水溶液）に漬けた後にパラフィン（ロウソクやクレヨンの原料）を浸透させるか、試料を急速に凍らせるのが一般的です。

次に、脳の切片を染色液に浸して、組織の一部を「**染色**」します。スペインの神経解剖学者である**ラモニ・カハール**（１８５２－１９３４）は、神経組織の代表的な染色法である「**ゴルジ法**」を主に使いました。神経組織のサンプルをこの染色液に沈めると、たくさんあるニューロンのごく少数だけがランダムに染色されますが、染まったニューロンの単体については、それぞれの細胞の全体が染まるという不思議な特徴があるのです。しかし、その原理は未だ不明です。この方法を開発したのは、イタリアの病理学者である**カミッロ・ゴルジ**（１８４３－１９２６）で、カハールと一緒に１９０６年のノーベル生理学・医学賞を受賞しています。

カハールとゴルジの二人は、同じゴルジ法を使って研究したわけですが、カハールはニューロンが一つの細胞であることを確信していた一方で、ゴルジは神経組織の全体が網目状につながっているという誤った説にこだわって、両者の意見は対立したままでした。そのため二人は仲が悪く、授賞式の席でも互いに言葉を交わさなかったそうです。

ニューロンどうしには確かに隙間があって「網」でないことは、１９５０年代に電子顕微鏡を使って証明されました。カハールは普通の顕微鏡でニューロンを観察したわけですから、恐るべき洞察力の持ち主だったと言えましょう。

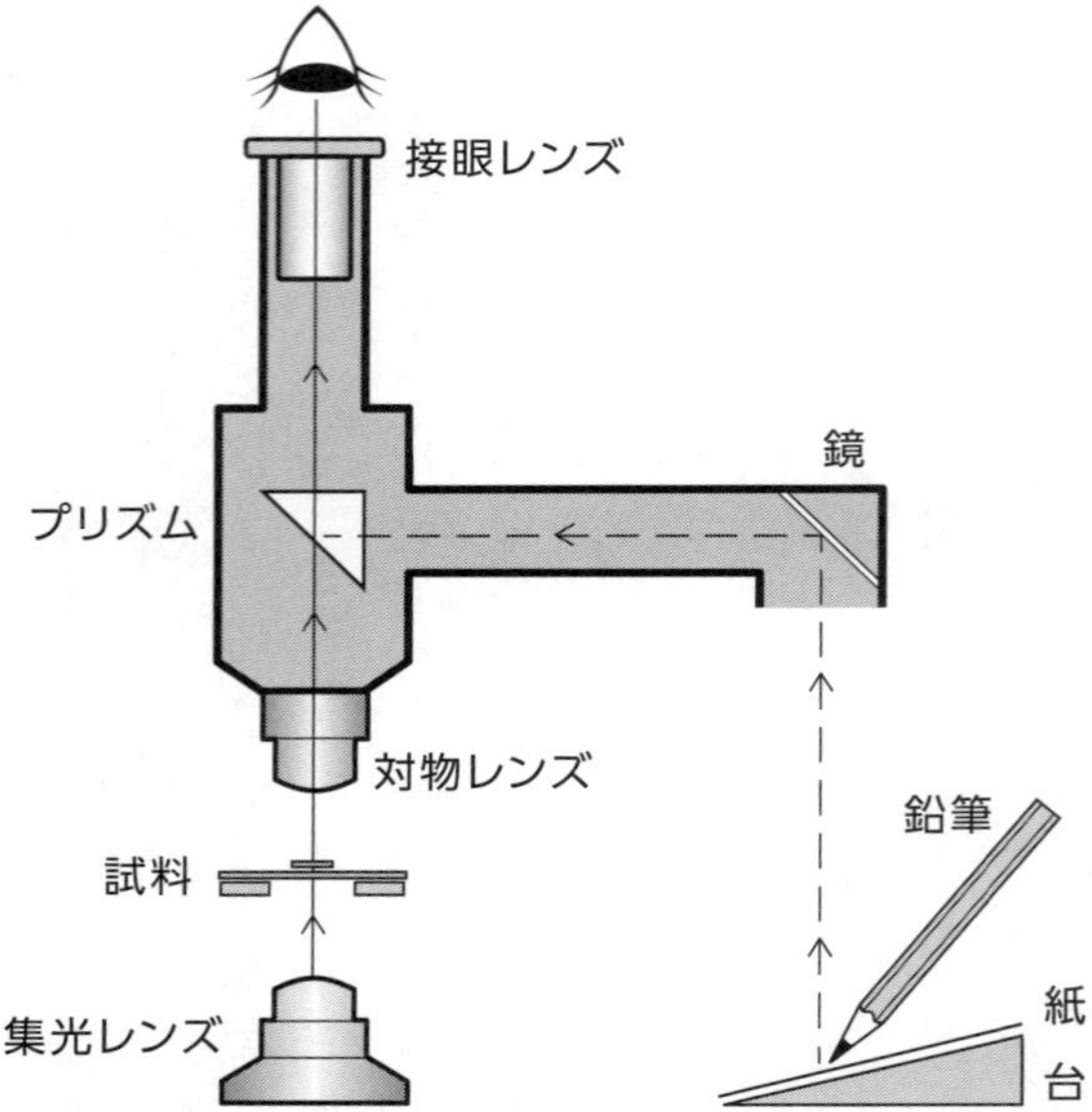

図16　顕微鏡でスケッチする装置「カメラ・ルシダ」

さて、顕微鏡をのぞきながらスケッチをするには、「**カメラ・ルシダ**」という装置（図16）を使います。これはプリズムと鏡が組み合わされていて、接眼レンズを通して試料と紙が同時に見える仕組みになっています。顕微鏡をのぞいたときに、まるで試料が紙に投影されているように見えるのです。紙の上にあるペン先を見ながら細胞の輪郭などをなぞるように描いていけば、顕微鏡の像を正確に写し取ることができるわけです。

当時はすでに写真の技術がありましたが、この手法が広く使われたのには理由があります。ニューロンの輪郭を写しながら、ピント（焦点の合う面）を徐々に変えていくと、ニューロンの立体的な形を紙に描くことができるからです。もともと画家志望だったカハールは、いやいや医学部に進んだのですが、そこで解剖学のスケッチに引きつけられ、顕微鏡を通して脳の世界を描くことで、大発見を成し遂げたのです。

ニューロンは動物の脳を構成する、最も小さな計算機です。たくさんの情報を集めて総合し、答えを出すという装置なのです。その装置の本体が細胞体で、少し膨らんだ形をしています。細胞によって形は違うのですが、カハールが特に注目した**錐体《すいたい》細胞**の細胞体は、円錐《えんすい》に近い形をしています。**図17**は、カハール自身による美しいスケッチです。

円錐の頂点の突起は枝分かれしながら脳表《のうひょう》の方向に長く伸びていて、「先端樹状突起」と呼びます。一方、円錐の底面の突起は短く横に伸びており、「基底《きてい》樹状突起」と言います。

これらの樹状突起の先端には、「スパイン」と呼ばれる棘《とげ》状の小さな膨らみが無数に

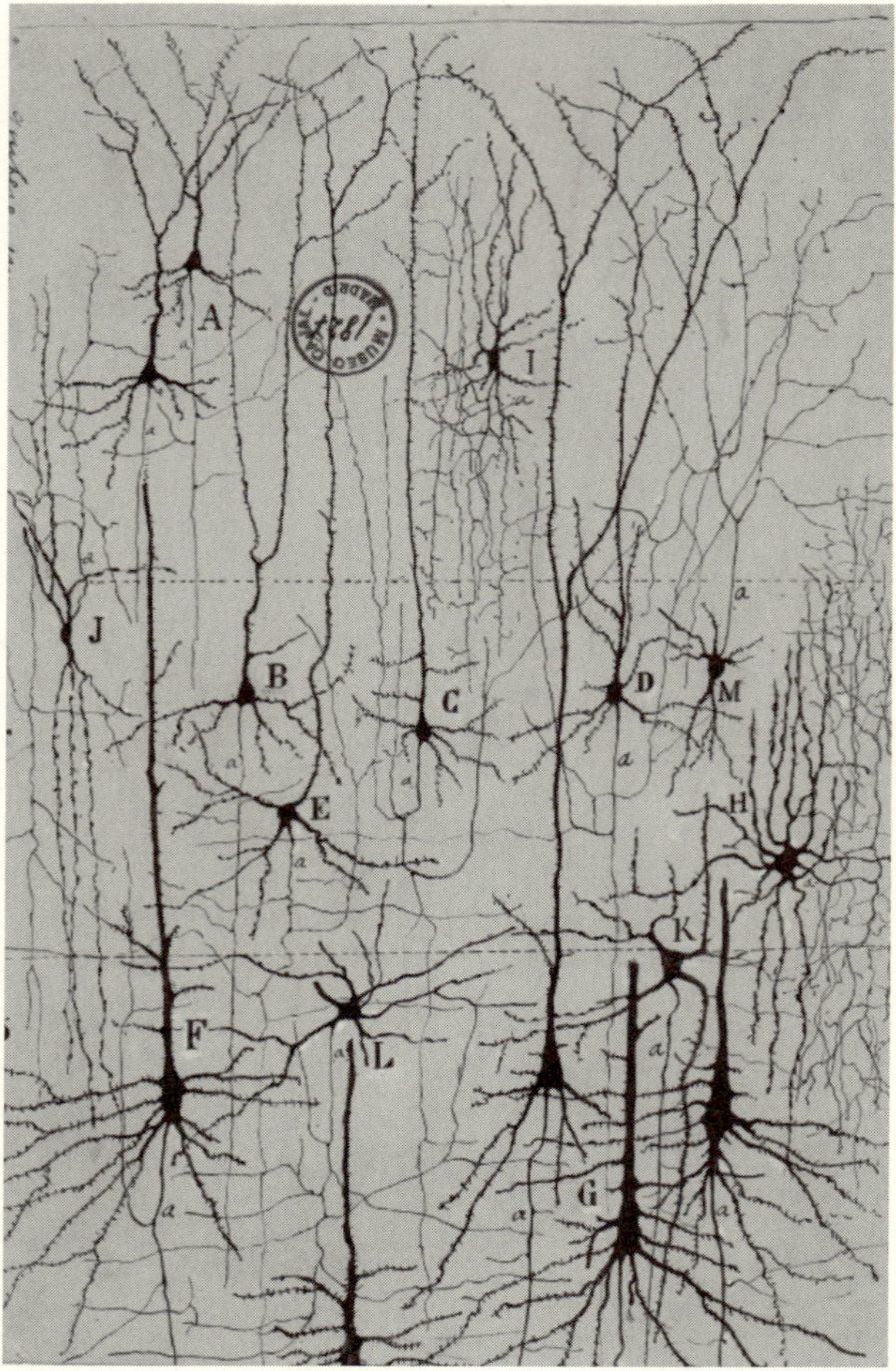

図17　ラモニ・カハールによるニューロンのスケッチ

ついていて、それぞれのスパインの上には、ニューロンどうしの接点である「**シナプス**」ができています。つまり樹状突起は、他のニューロンからの情報がたくさん集まる場所ということになります。他のニューロンからの信号がシナプスを通して伝わると、細胞のすぐ外にあるカルシウムのイオンがスパインの中に流れ込むようになっています。

細胞体には、樹状突起から流れてくるカルシウムイオンが集まってきます。カルシウムイオンはプラスの電荷（電気の量）を持っていますから、十分な電荷が集まって一定のレベルを超えると、ナトリウムのイオンが細胞体のすぐ外から大量に流れ込んで、「活動電位」という一定の大きさの電気信号を出すのです。このようにニューロンが電気信号を出すことを、「反応・活動・発火・興奮・インパルス・スパイク」といったさまざまな用語で表現します。十分な電荷が集まらなかったときは、細胞体は活動電位を出しません。

細胞体から出た電気信号は、「軸索」という唯一の細い線維によって、遠くまで伝えられます。最も長い軸索は1メートルにまで及び、送電線のように働きます。軸索は途中で枝分かれして、末端でまた別のニューロンとの間にシナプスを作るわけです。

以上のことから、細胞体や軸索の反応を調べれば、そのニューロンが「答え」を出したかどうかが分かります。この反応は「**全か無か**」、つまり「1か0か」というデジタル出力になっていて、電気的なノイズ（意味のない信号や変動）にあまり左右されないようになっています。たくさんのニューロンが作る回路のことを「**神経回路網**」と言いますが、それは全体としてデジタル・コンピューターとよく似ており、ニューロン一つひとつが計算機の素子《そし》（回路の機能単位）と見なせるわけです。

第５章

紙vs.デジタル、脳活動の差異

第4章で人間の脳について詳しく見てきましたので、いよいよ脳科学からの最新の知見を紹介したいと思います。実験例を具体的に示したほうが分かりやすいと考え、私の研究室で発表した二つの論文を取り上げます。最初の論文は、メモ書きにおける紙の手帳とデジタル機器とを比較した研究で、記憶や視覚に対する紙の効果を初めて明らかにした脳研究です。もう一つは、マンガを読んでいるときの脳活動を計測するという試みを報告した最初の論文です。どちらも関連した研究が継続中ですので、さらにどんな結果が得られるか、私も楽しみにしているところです。

紙の手帳とデジタル機器の違い

電子機器が日々の学習などに及ぼす影響について、脳科学からはまだ十分な検証がなされてきませんでした。学習にともなう記憶では、新たな情報を覚える「**記銘**《きめい》」の過程とともに、その情報をいかに正確に思い出すかという「**想起**」の過程（「再生」とも言います）も重要となります。それでは、記銘のときに使うメディアの違いは、記憶の想起に対してどのように影響するのでしょうか。第3章では、記銘のときの手書きとキーボードというメディアの違いについて、想起を調べる行動実験を紹介しましたが、脳ではどのような差が生じたかは明らかになっていませんでした。

最初に紹介する論文は、ＮＴＴデータ経営研究所と日本能率協会マネジメントセンターとの共同研究で、「紙の手帳vsモバイル機器：記憶想起時における脳活動の差」というタイトルです。[*6] スケジュールなどを書き留める際に使用するメディア（紙の手帳や、スマホなどの電子機器）によって、記銘に要する時間が異なり、想起時の成績や脳活動に差が生じることを初めて明らかにしました。異なる記銘の方法で記憶の想起のプロセスに影響が生じることが、脳活動から初めて実証できたのです。

なお、この結果は国内外で大きな反響があり、後で知ったのですが小説の中でも紹介されています（『脳科学捜査官　真田夏希―サイレント・ターコイズ』鳴神響一《なるかみきょういち》著、角川文庫、２０２３年、pp.14－15）。

実験の概略は、具体的な予定を紙の手帳か電子機器で参加者にメモさせ、その1時間後にＭＲＩ装置内でその予定に関する想起課題を解いてもらい、想起に関わる脳機能を調べるというものです（**図18**）。参加者48人（東京大学の学生および一般公募者）を手帳

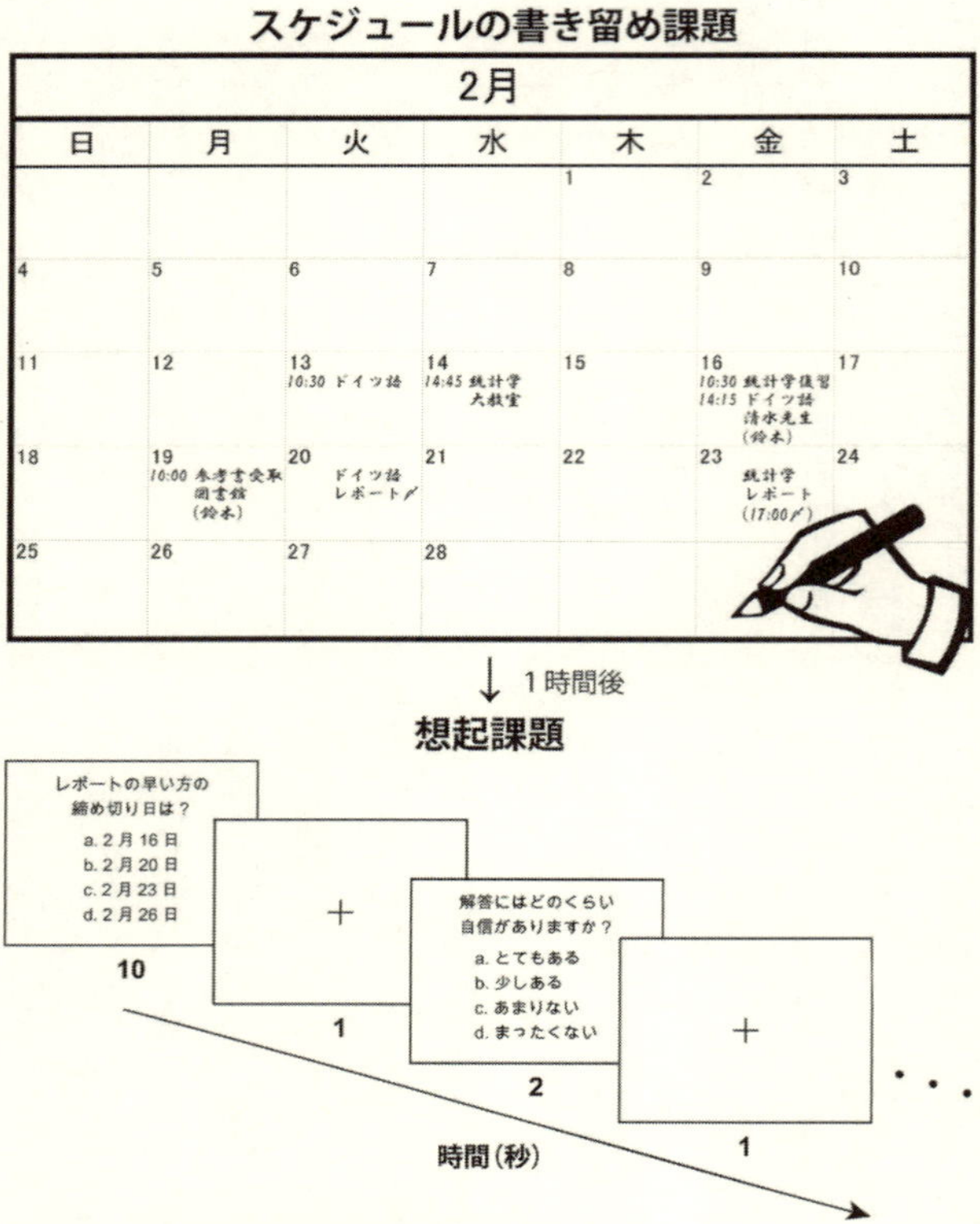

図18　メディア比較のための課題と具体例

群・タブレット群・スマホ群という3群（各16人）に分けて、それぞれ手帳・タブレット・スマホのいずれかを用いて、具体的なスケジュールをカレンダーに書き留めてもらいました。群分けでは、各自の慣れたスケジュール管理の方法にできるだけ合わせてあります。手帳とタブレットは、見開きの大きさを等しくし、またどちらもペンを用いて手書きしました。

その後で、そのスケジュールの内容について想起して解答するテスト（想起課題）をMRI装置内で実施しました。なお参加者には内容を覚えるようにとの指示はせず、日常的なスケジュール管理のような自然な記銘を再現するため、3人による日常的な会話文を読みながらメモを作成してもらいました。図18の例は、大学の講義などに関連したスケジュールのテストです。

その結果、手帳群では他の群よりも短時間でメモの作成を終えており（**図19－A**）、それでも記銘した内容に関する想起課題の正答率（全問の平均）には3群で差が見られなかったことから（**図19－B**の左）、手帳群は短時間で要領よく記銘できていたことが分かります（グラフの各点は、各参加者のデータです）。また、「図書館に参考文献を受け取りに

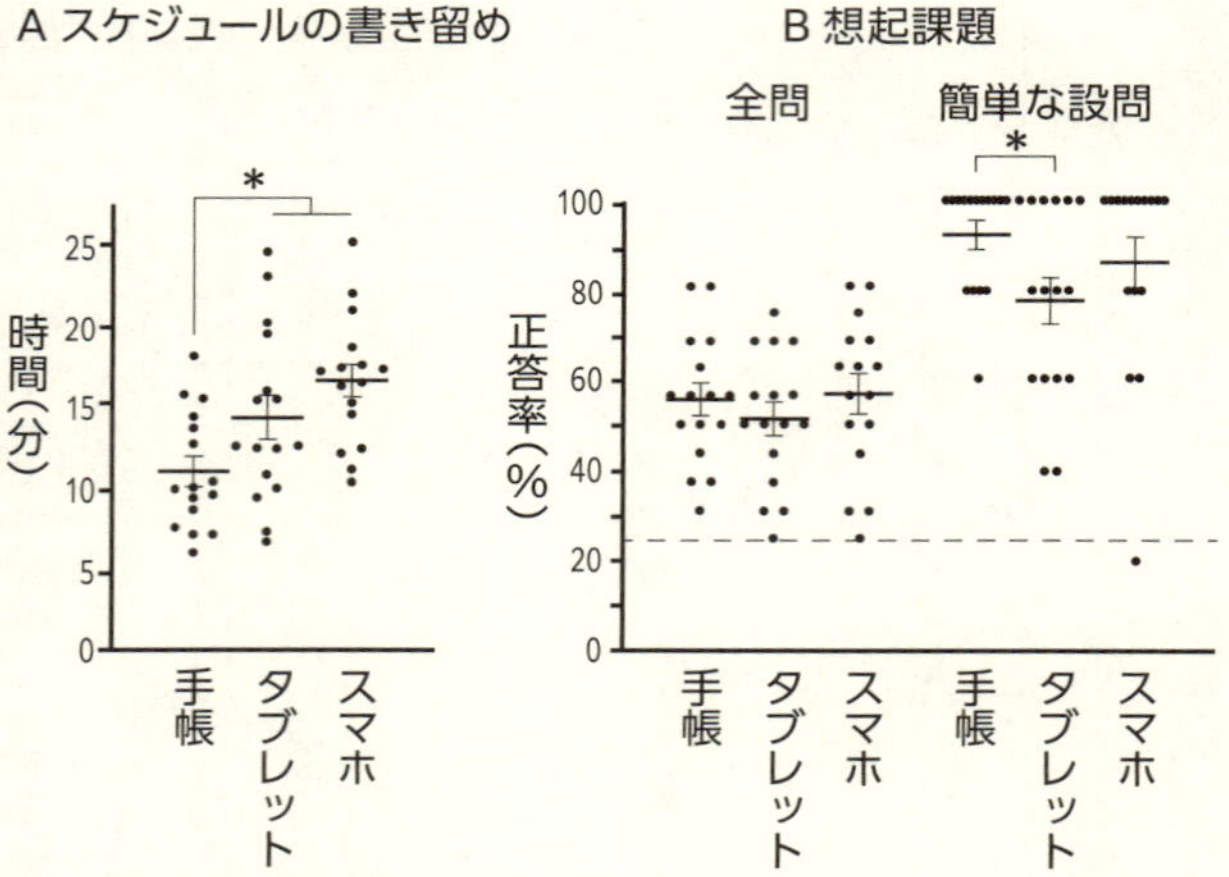

図19　各課題の結果：手帳群の優位性

行くのは何時?」のように、簡単な設問に限れば、手帳群の正答率がタブレット群よりも高いという結果が得られました（図19－Bの右）。なお、グラフ中の破線は、25%の最低ライン（選択肢をランダムに選んだときのチャンスレベル）を表します。スマホ群では、簡単な設問でこの最低ラインにまで個人差が広がっていました。

この想起課題を行っているときの脳活動をｆＭＲＩで測定しました。図20の上は左右の脳の外側面について全群の平均で示したもので、別の短期記憶課題を基準として、想起課題で生じた脳活動の上

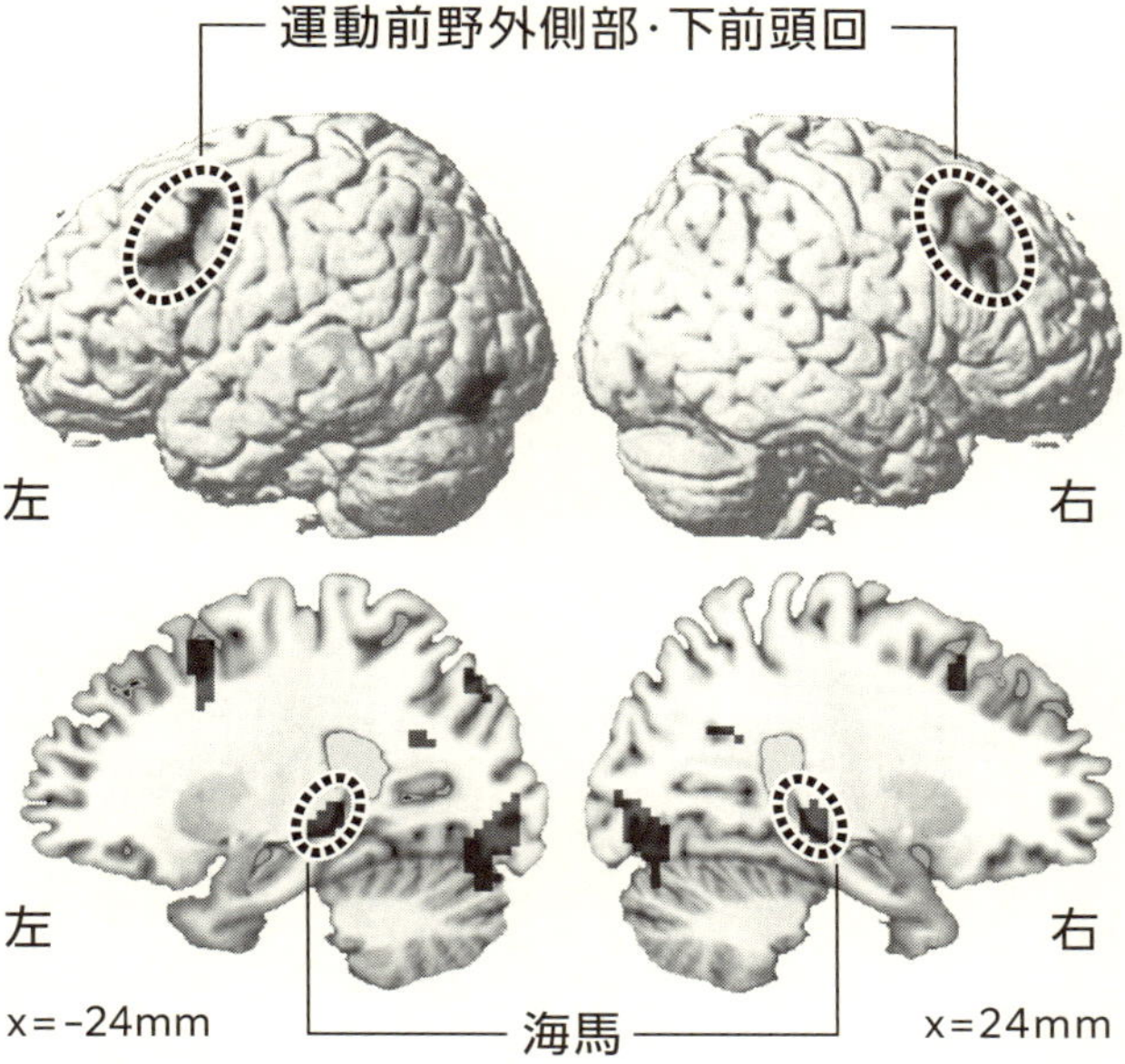

図20　想起課題で生じた脳活動の上昇

昇です。言語の文法処理と関連する両側の運動前野外側部《うんどうぜんやがいそくぶ》と下前頭回《かぜんとうかい》（前頭回の下部のこと）で活動が上昇しました。また、後頭葉と頭頂連合野にある視覚を司る領域でも、活動上昇がすべての群で観察されました。

図20の下は内側面（正中面《せいちゅうめん》と平行に、中心から24ミリメートル離れた切断面）の脳活動です。記憶の想起に関係する両側の海馬では、特にその後部の領域に活動が見られました。言語化や記憶の想起は予想通りの結果ですが、加えて視覚野の活動からは、「スケジュール帳」の**視覚的イメージ**が頭の中での想像で再現されていたと考えられ、興味深い結果です。

さらにこれらの領域の脳活動は、手帳群がタブレット群やスマホ群よりも高くなるという優位性が定量的に確かめられました（**図21**）。この結果は、記銘時に紙の手帳を使うことで、電子機器を用いた場合よりも一層豊富で深い言語や記憶の情報が取得できた可能性を示しています。

なお、3群で正答率が同程度だったことから、一般的な認知負荷や課題の難易度などでは脳活動の違いを説明することはできません。また、手帳群とタブレット群の間で記

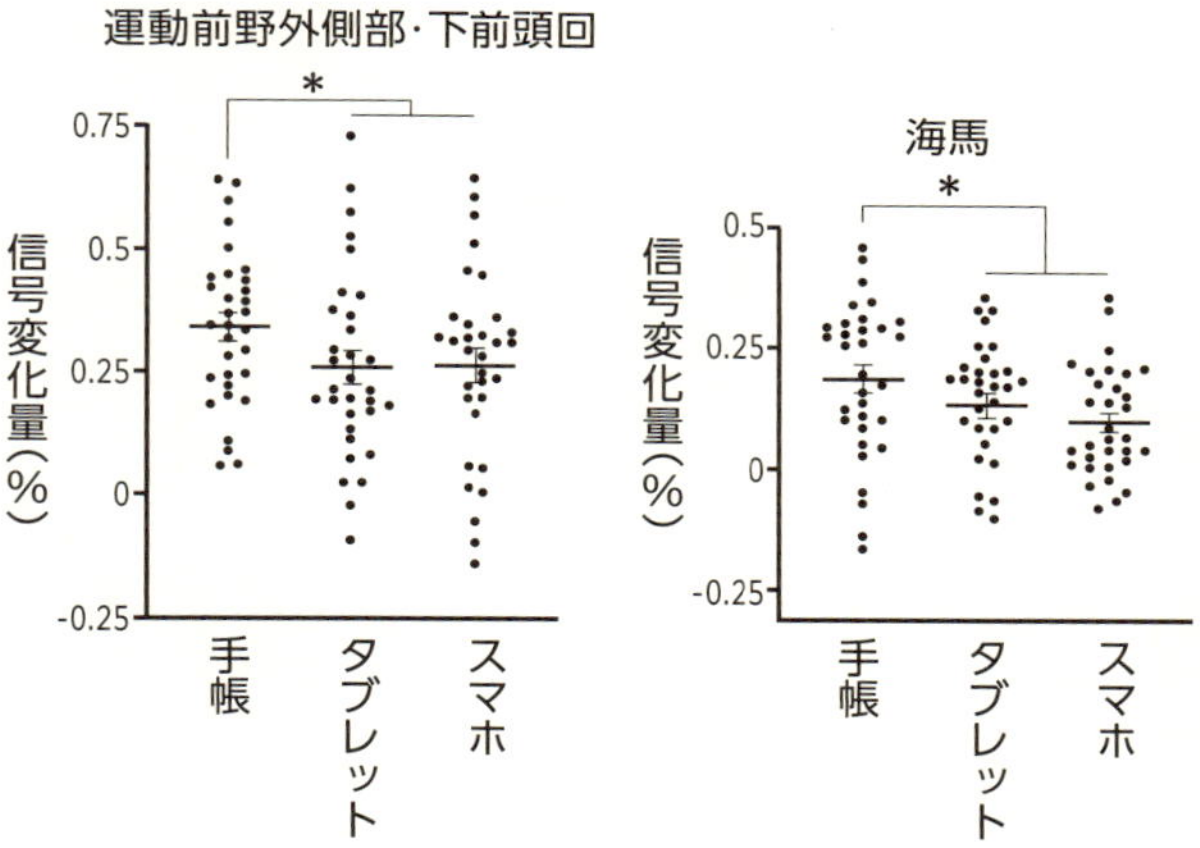

図21　手帳群で増加した脳活動

入方法が統制されていましたので、群間の差は手書き自体の効果ではなく、紙の手帳の使用によって記憶の想起のプロセスに影響が生じたと結論できます。

紙の教科書やノートを使って学習する際には、そこに書かれた言葉の情報だけでなく、紙の上の場所と書き込みの位置関係といった視覚情報などを、同時に関連付けて記憶する連合学習が生じています。一方、スマホ・タブレット・パソコンといった電子機器では、画面と文字情報の位置関係が一定ではありませんし、スクロールすれば見えなくなってしまいます。このように各ページの手がかりが乏しければ、空間的な情報を関連付けて記憶することが困難です。紙媒体は想起の際の手がかりが豊富であるため、記憶の定着に有利なのです。紙のメモやノートは、確かな記憶力を元にした新しい思考や創造的な発想に対しても、大いに役立つと言えるでしょう。

マンガの見開き提示による効果

先ほど、視覚的イメージによる視覚野の活動について述べましたが、読書中にも情景などを思い浮かべるならば同様の脳活動が生じると考えられます。マンガを読むときなら、その描画に対応した視覚野の活動が高まることでしょう。

人間を対象とした脳研究では、物体そのものの視覚的認知だけでなく、頭の中で視覚的イメージを思い浮かべたときも、視覚野を中心とするネットワークが働くことが報告されています。映画やアニメーションのように視覚刺激が時系列に従って変化するなら、言語処理における「文脈理解」の効果と同様に、予測処理によって視覚的イメージが喚起され、新たな心的状態が生じうると考えられます。さらに人物が現れて顔の表情などが描かれている場合には、同時に「**共感**（empathy）」が生じるでしょう。共感とは対象の心的状態を推定してその行動に反応する能力で、女性優位の性差が知られています。

次に紹介する研究論文は、株式会社コアミックス（コミックの出版社）との共同研究で、「マンガの文脈による心的状態を反映した脳活動」というタイトルです。[*7] この研究では、マンガの提示方法によって、文脈理解や共感が脳活動にどのような影響を与えるかを調べました。

紙媒体の日本のマンガでは、2ページの見開きの中にさまざまな大きさのコマが割り当てられ、右上から左下へとストーリーが流れるように構成され、作者の意図や表現がより効果的になるように描かれています。たとえば、それぞれの見開きで表現されるストーリーの一貫性や、見開きの最後のコマに込められた次ページへの期待感や意外性などが、マンガに共通して見られる重要な表現要素となっているのです。

ところが、近年のスマホの普及に伴って、縦に長い画面で1ページずつ表示されるマンガを読むことが多くなっています。もともと見開き単位で読まれることを想定していたマンガを1ページごとに分断することによって、効果的な表現や文脈の読み取りを阻害している可能性があります。本研究では、そうした視覚的な提示方法が脳活動に及ぼす影響について検証しました。また、言語反応に伴う脳活動の影響を最小限に抑えるため、擬音《ぎおん》などの例外を除きセリフや文字が使われていない「サイレントマンガ」を用いました（図22－A、Prema-Ja作「Sky Sky」©Coamix Co., Ltd）。

実験では、見開き2ページ分を一度に提示する通常の方法（「2 pages条件」と呼びます）に対して、見開きを中央で左右に分けて1ページごとで提示する方法（「1 page条件」と呼びます）を比較しました。そこで注目するのは高次視覚情報処理であり、視覚刺激から生じた文脈の効果がどのように作品の理解に関係し、さらに共感を引き起こすのか、その脳内メカニズムの手がかりを得ることを目的としています。

一つの作品全体について、2 pages条件では2ページの見開きで15秒間提示し、1 page条件では1ページずつで7・5秒間提示して、ページの切り替えは自動です。1 page条件と比較して2 pages条件では、視覚刺激の大きさに伴って注意を向け得る視野範囲が倍増しますが、視野周辺に提示された絵の細部にまで注意を向けるのは困難であり、高次の視覚情報処理は注意を選択的に向けた領域に限定されることが、電気生理学の実験で示されています。また、どちらの提示方法も1ページあたりの提示時間は同じなので、

A 2 pages

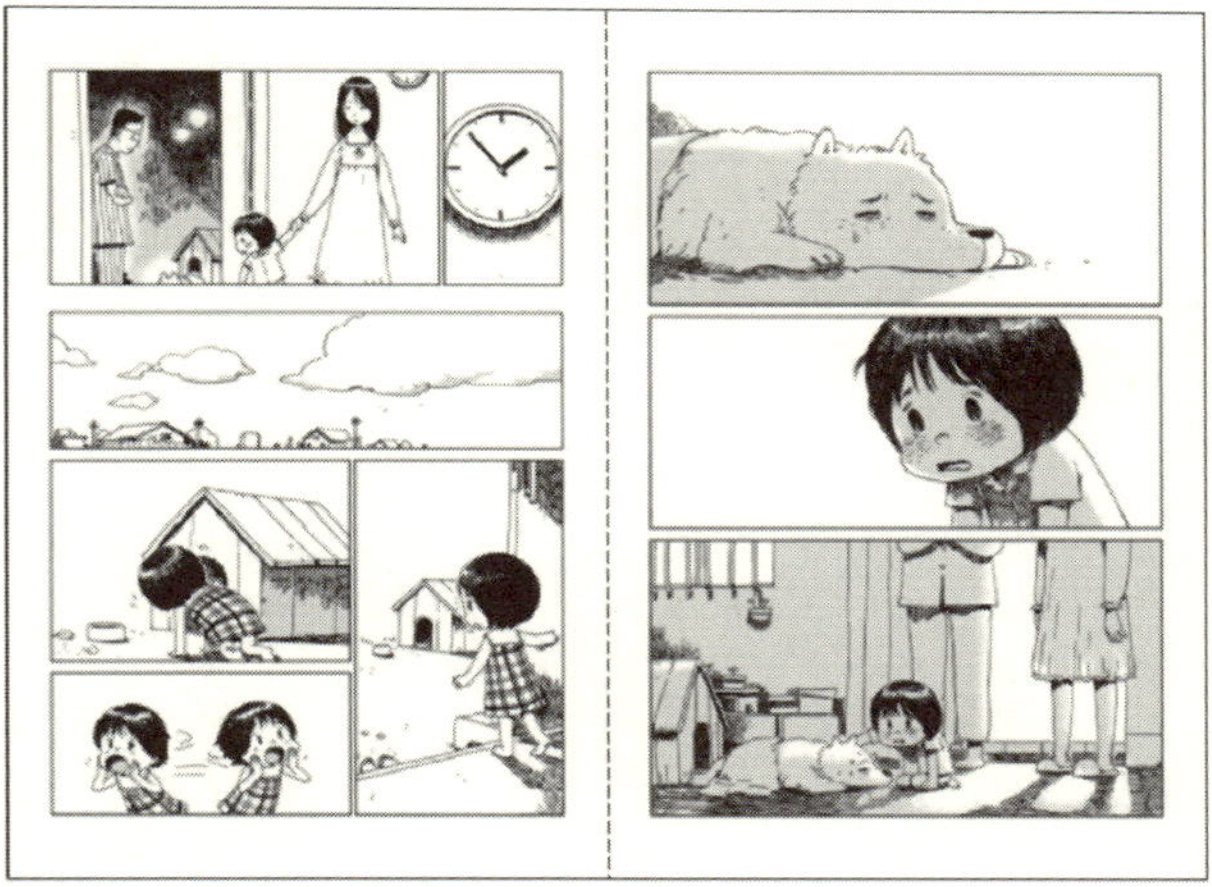

B Control (Con)

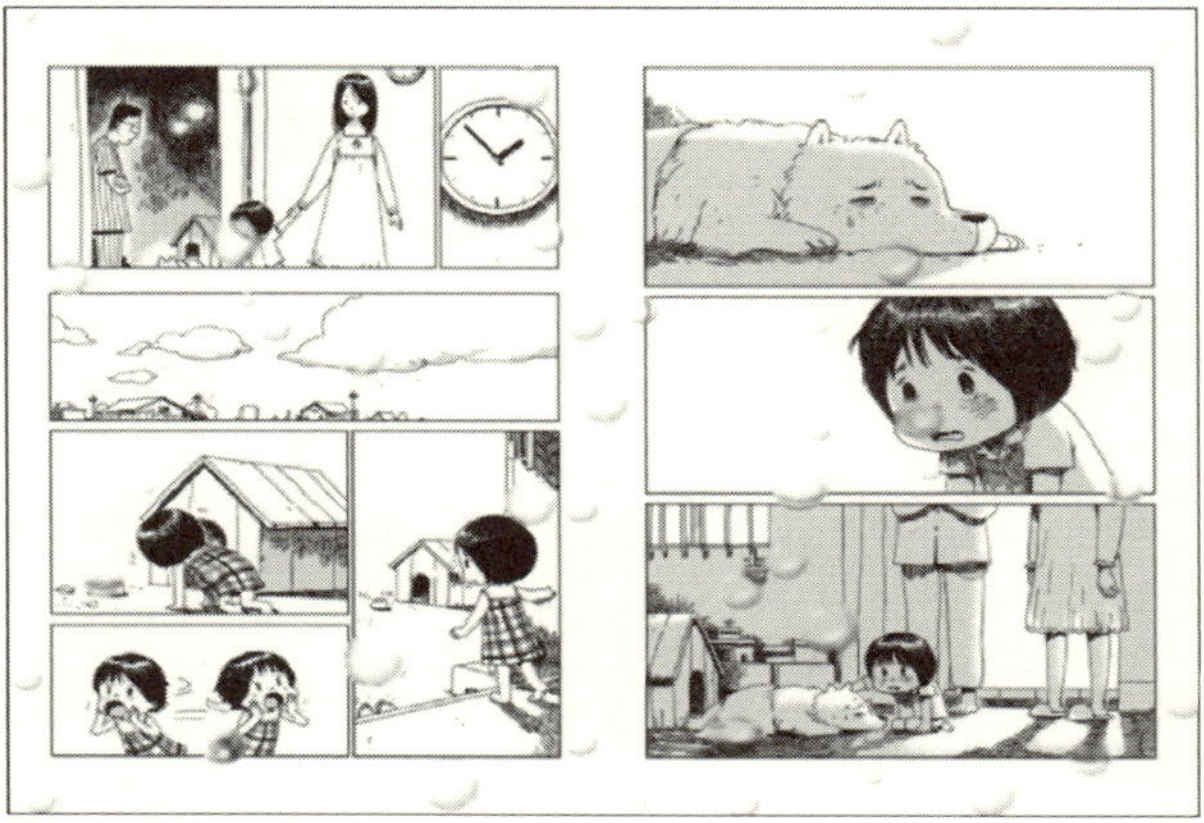

図22　実験で使用したサイレントマンガの例

単位時間あたりの視覚情報量は等しく保たれます。

実験参加者は中高校生40人で、「共感課題」では、短いマンガ作品（十数ページ）をストーリー通りに提示して、登場人物に共感した度合いをページごとに4段階で回答させました。対照条件の「Control課題（Con）」では、文脈の効果が失われるように、異なる複数のマンガを見開きで1枚ずつランダムな順で提示します。個々の絵に集中してもらうために、一見開きごとに画像のノイズとして雨粒状の透かしを左半分・右半分・全体のいずれかに含めたものを一部のページと入れ替えて、ノイズの有無を4択で判断させました（図22－B）。これら二つの課題の対比により、ストーリーに対する文脈理解と共感を伴った高次の脳機能を抽出することができます。

なお、異なる作者による12の作品を6作品ずつの2セットA・Bに分け、参加者も半数の2群に分けて、群ごとに共感課題とControl課題で異なるセットを使いました。また、1page条件と2pages条件の順序は参加者内で入れ替え、6作品の提示順序もランダムにしてあります。

それでは、共感課題で得られたページごとの共感度を見てみましょう。共感度は読み

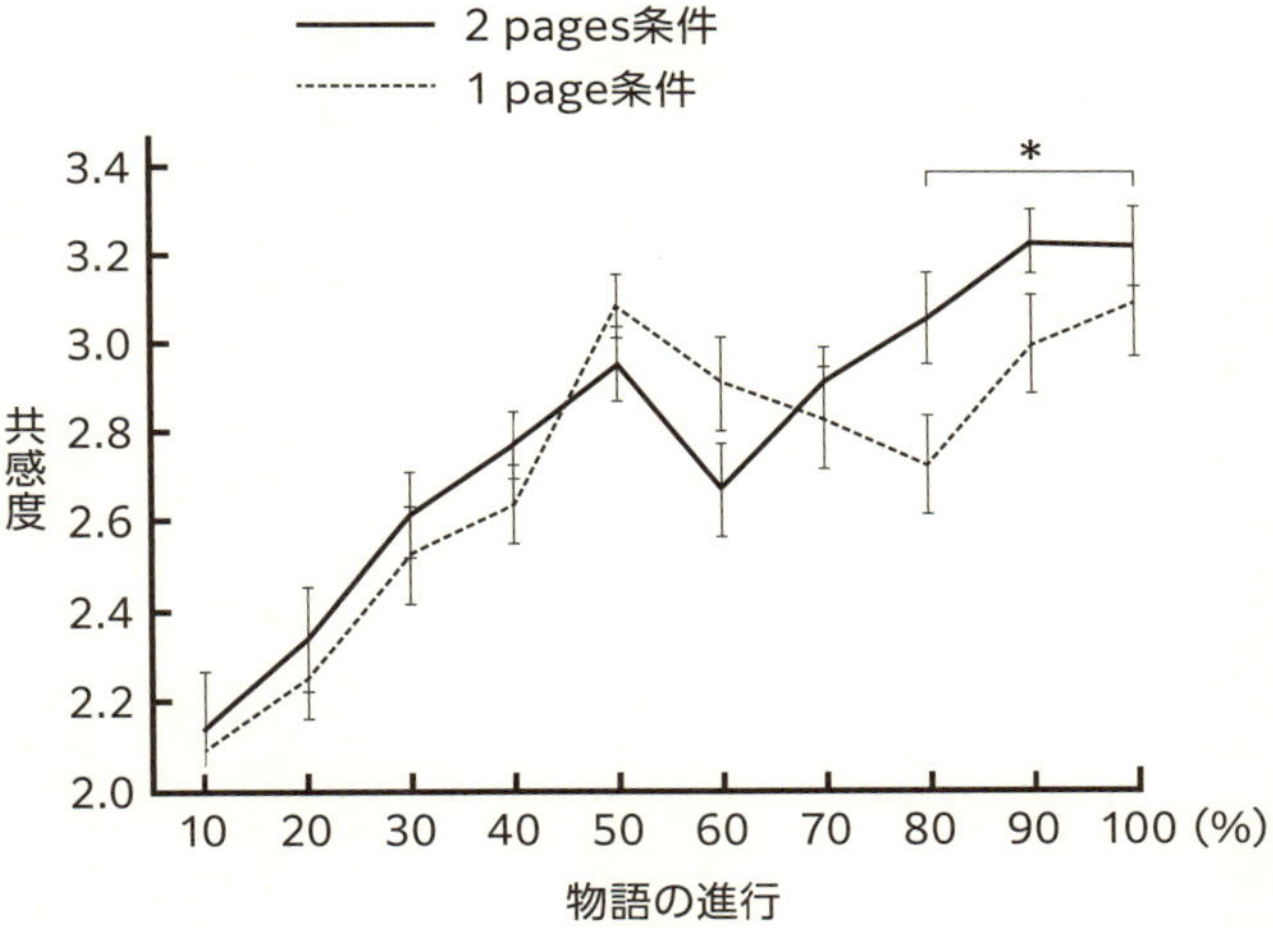

図23　1 page 条件と 2 pages 条件の共感度

の進行度に伴って上昇しましたが（**図23**）、ストーリーの終結部（70－100%）では、2 pages 条件（実線）の共感度が1 page 条件（破線）より有意に高く、終結部の共感度（2条件の平均）は女性群のほうが男性群より有意に高いことが明らかとなりました。以上の結果から、1 page 条件において文脈の読み取りが阻害されており、そのことが共感度の有意な低下につながったと考えられます。

これらの課題を行っているときの脳活動をｆＭＲＩで測定したところ、共感課題に注目した比較（2 pages－Con

という引き算で、比較条件の間で脳活動が上昇した分が抽出されます）では、高次視覚野である両側の後頭葉から頭頂葉にわたって有意な活動が見られ、小脳の一部も活動しました（**図24**－A）。さらに2条件の直接比較（2 pages－1 page）では、右の下頭頂葉から角《かく》回《かい》・縁上回《えんじょうかい》にかけて活動が局在しました（**図24**－B）。

過去の臨床研究によれば、右の下頭頂葉の障害によって「**左半側空間無視**《はんそく》」が生じることが知られています。半側空間無視とは、図形全体の把握はできるのに、それぞれの図形の左半分に注意を向けたときに正常な知覚ができなくなる障害です。たとえば時計の絵を描くように指示すると、患者は文字盤を円として描くことはできますが、その円の中で長針・短針や数字を右半分だけに描きこみ、左半分の存在を無視するのです。

半側空間無視は、実際に物を見るときだけでなく視覚的イメージにおいても起こることが知られています。その一方で、右前頭葉を含む広範な虚血により視覚的イメージにおいてのみ無視が見られたケースや、視覚的イメージでは無視が生じないという相反する症例も報告されています。

マンガを見開きで読んでいるとき、右下頭頂葉で観察された活動上昇は、「見開き」

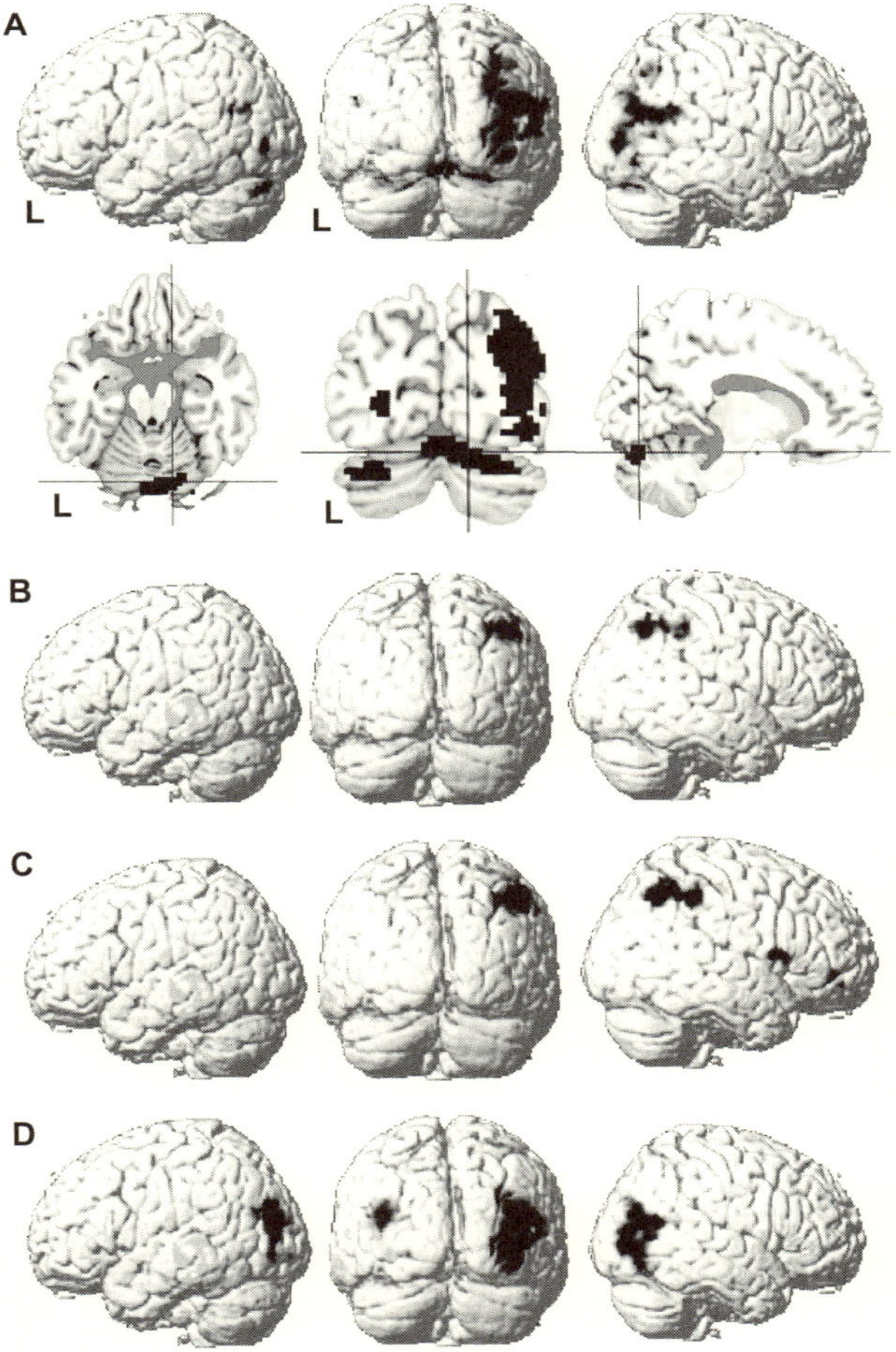

図24　文脈理解を反映した視覚野や小脳などの活動

という作品の全体的な構造から、個々のページやコマ割りという部分をとらえる際に必要な、**選択的注意**などの認知機能を反映している可能性があり、とても興味深い結果です。

理解度と共感度の性差に基づいて、女性のみで同様の直接比較を行ったところ、先ほどの右下頭頂葉の活動が確認でき、さらに右下前頭回にも活動が見られました（**図24－C**）。この右下前頭回の活動が高い理解度と共感度を反映しているようです。

視線を介するコミュニケーションについての研究によれば、自閉症患者は右下前頭回の活動が健常者より低下するという報告があります。マンガの表現では特に登場人物の目の描写が重要だと考えられており、そのような描写に視線を向けることで誘起される共感では、右下前頭回が重要な役割を担うと予想されます。

共感課題の脳活動について、共感度の高かった条件に限定した比較では、両側の後頭葉などに活動の上昇が見られ、それは視覚的注意が共感度とともに高まった可能性が考えられます（**図24－D**）。後頭葉の視覚野と小脳の領域について、共感課題とControl課題を比較した際の活動範囲を調べたところ、どちらの領域においても1 page条件より

2 pages条件のほうが倍増していることが分かりました（図25）。
　この研究で明らかになった視覚野の活動上昇は、視覚的な想像力が文脈理解によって高まることを示しています。実際、視覚野の活動が2 pages条件に比べて1 page条件で半減したのは、もともと一つの見開きページが分断されたことにより、作者が意図したストーリーの文脈の理解が困難になり、選択的注意や共感度が減弱したことが主要な原因だと考えられます。

　小脳については第4章で説明しましたが、大脳で意識的に行われる処理を無意識化する働きがあり、言語や思考の役割も指摘されています。読書などにおいては、表現者の意図をくみ取るための思考が必要ですが、その過程は熟練によって高度に自動化され、論理的な展開を意識的にたどらなくとも、ある程度まで結論が予想できるようになります。そうした過程では小脳が特に重要な役割を果たすと考えられ、文脈が把握できたかどうかで小脳の活動が左右されるでしょう。見開きの分断により、文脈に応じて処理される思考過程が影響を受けた可能性があるのです。

　本章で脳科学による研究結果を二つ紹介しましたが、「紙の手帳」の使用や「見開

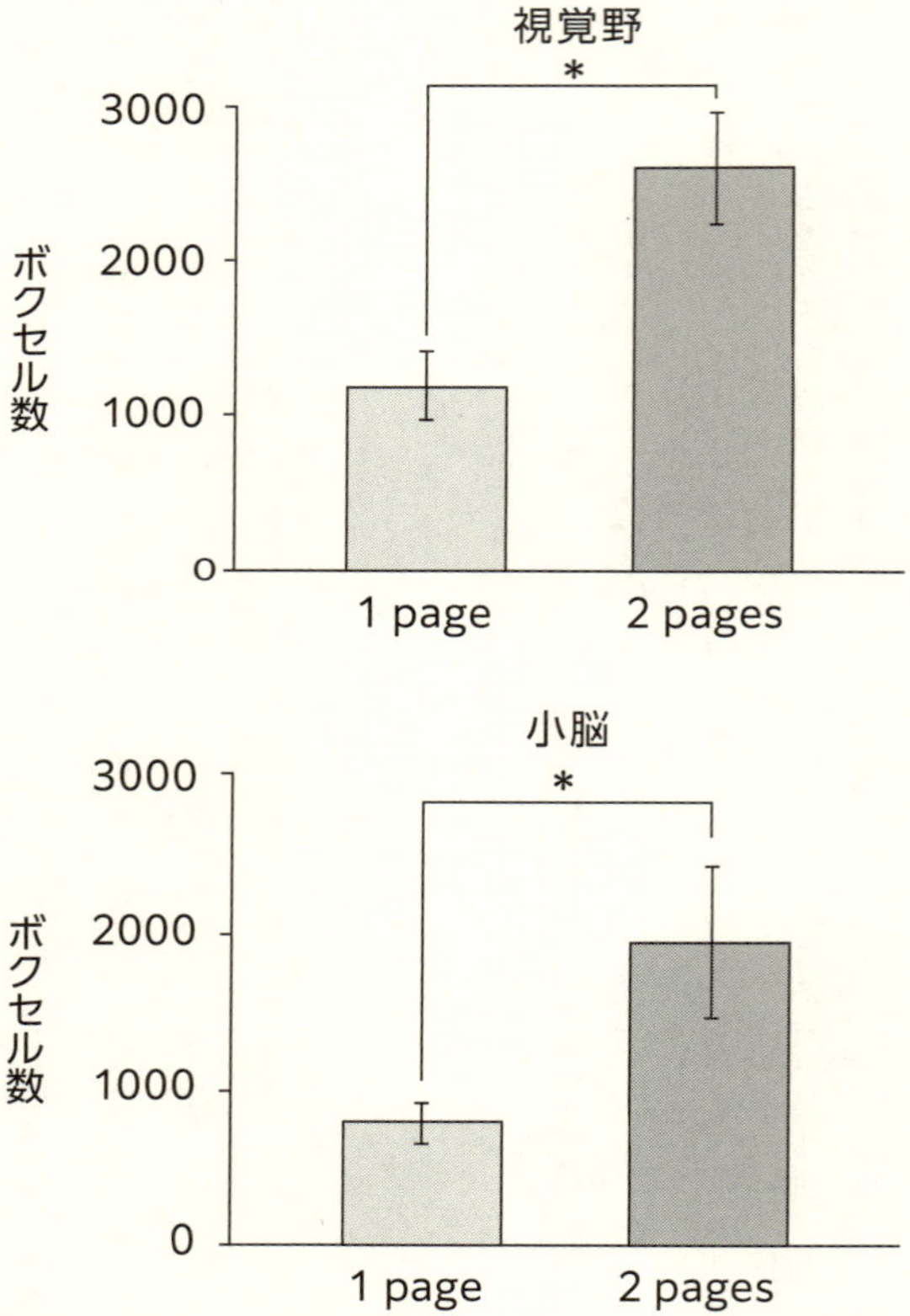

図25　2 pages条件における脳活動の上昇（ボクセルとは体積を測る単位）

き」という提示方法が、記憶や視覚的イメージ、そして共感にまで影響を及ぼすことが分かりました。つまり、たとえ扱う内容が同じだとしても、脳が受け取る情報の量や質は提示のしかたによって左右されうるということです。情報の送り手が伝えたい内容をどのように表現するのか、そして情報の受け手が紙のノートにメモするなどしてどのように受容するのか、という一つひとつのプロセスが大切です。そうした日々の積み重ねは、学習はもちろん仕事の質にまで影響するわけですから、高い問題意識を持ちたいものです。

第６章

柔軟な脳の可塑性

人間の脳は損傷を受けてもリハビリの余地がありますし、第4章の修道女の例で説明したように、加齢に伴う萎縮が起こったとしても認知症が生じるとは限りません。脳の個人差が何に起因するかは大きな謎であり、脳が外界だけでなく内的な変化に対しても柔軟に適応する能力を備えていると言えます。第4章でシナプス可塑性について触れましたが、この第6章では脳自体の可塑性について考えてみたいと思います。

脳にとって最も重要な成長期

通常、新生児では、脳の重さは成人の3割程度です。その後の脳の成長は著しく、3歳の時点で8割程度に達することを第4章で述べました。ですから、子どもの成長期は脳にとっても最も重要な時期だと言えます。

その間の栄養失調や育児放棄（ネグレクト）といった劣悪な環境は、脳の発達に対して大きな悪影響を及ぼします。それは脳の成長を支えるのに必須な栄養素や適切な刺激を欠くばかりか、ストレスやトラウマ（精神的外傷）によって脳へのダメージを引き起こすからです。

たとえば、保護者がスマホばかり見ていて子どもに話しかけようとしなければ、周りに言葉がほとんどない環境になってしまいますから、ネグレクトに等しい状態です。耳が不自由な難聴児に対して手話の環境を与えないのも、同様に言語環境の遮断を引き起こします。たとえ人工内耳《ないじ》や補聴器を装着したとしても、それが十全な音声環境を保証できるわけではありません。その証拠に、人工内耳の装着後には音を感知するための訓練が欠かせませんが、手話を使う人たちが周りにいるだけで、訓練などしなくても手話の**自然習得**ができるのです。

第2章で説明した「知識を教わった経験がない人でも確かな能力を持つ」というプラトンの問題は、「**刺激の貧困**」とも言われます。これは、文法の知識などを学習や訓練で網羅《もうら》的に与えなくとも、環境にある乏しい刺激だけで言語獲得が自動的に進行するという事実を表した用語です。しかしネグレクトや感覚遮断では、刺激が貧困どころかゼロに近い状態になってしまいます。それでは自然習得は保証されません。

ネグレクトというほどではなくとも、家庭環境により親子の会話時間が極端に減っていたり、子どもが静かになるというだけの理由で動画を見せ続けたりするといった育児は、子どもの正常な言語能力を奪うのです。実際、4歳になっても単語や「ママだっこ」などの二語文を発するだけという事例や、言葉の抑揚や音韻を正しく身に付けられないとか、文の語順が定まらないといった現象を頻繁に耳にするようになりました。

第2章で説明したような文の統辞構造を自然に身に付けるには、音声に含まれる音韻やアーティキュレーション（抑揚や緩急の変化をつけて、複数の音にまとまりを作ること）の情報によって分節化し、修飾関係などを把握することが必須となります。音声言語を身に付ければテキストを音声化して読めますが、逆にテキストだけを見ても音声化は不十分なのです。

小学校低学年からSNSを使うようになって、テキストだけで言葉のやり取りをすることが増えたらどうなるでしょう。短いテキストには反応できるでしょうが、長い文脈を読み取ったりすることは難しく、そもそも言語として十全な理解がしにくくなると容易に予想されます。まして背後にある相手の意図や感情を読み取ることなど無理な相談でしょう。そうやって言語が身に付かなければ、すべての思考や学習に影響してしまいます。

脳にとって最も重要な成長期をそうした人工的な電子機器に囲まれた環境で過ごした子どもたちにとって、言語力や学力がその前の世代と比べて低下するのはもはや不可避でしょう。そこに現れた合成ＡＩは〝救世主〟のようにもてはやされるでしょうが、ＡＩに頼ることで自分の言語能力を放棄し、気づいたときには習得の機会すら逸している、ということになってしまいます。

自然な状態としての自由や平和を理想とした哲学者に、フランスの**ジャン＝ジャック・ルソー**（１７１２－１７７８）がいました。それでも彼は、人々が文明を捨てて自然に戻ることはできないと認めざるを得ませんでしたが、自然を理想とすること自体が間違っているわけではありません。私は「自然に！（Be natural!）」を座右の銘としており、少なくとも自分が影響を及ぼせる範囲ではその尊い理念を失いたくないと願っています。

臨界期仮説という幻想

人間の脳は、子どもであろうと大人であろうと、望ましい方向にも望ましくない方向にも変化していくものです。それはどうしてでしょう？　その理由は脳に「可塑性」があって、外の環境が良いか悪いかにかかわらず適応してしまうからです。望ましくない環境への誘惑を断ち切るには、自分の心という「内なる環境」を律するだけの意志の強さを必要としますが、更生のためのプログラムが助けになることもあるでしょう。

脳科学では1970年頃から**臨界期**という仮説が現れ、ある時期を境に脳の可塑性がほとんど消えてなくなるとの見方が流布《るふ》するようになりました。この仮説を脳の能力全般に適用するのは明らかな飛躍なのですが、すでに臨界期仮説が都合のいいように利用されてしまっています。たとえば、「臨界期を過ぎたので○○を身に付けるには遅すぎる」とか、逆に「幼少のうちに○○をやっておかないと身に付かない」と早期教育を正当化したりすることにもつながっています。

もともとの脳科学の発見は、視覚野に関するものでした。視覚の入力が不十分なときに脳の神経回路がはたして正常に発達するのかという疑問に対し、縦縞《たてじま》だけを見せた幼弱なネコの場合、視覚野のニューロンが縦縞のみに反応して横縞《よこじま》には反応しなくなるという動物実験が行われたのです。臨界期仮説はそうした実験をもとに外挿《がいそう》しただけにすぎず、脳の高次機能についてそうした変化を裏付けた証拠はありません。

言語の習得について言えば、大人になってからでも複数の言語を身に付けることができます。臨界期を持ち出してそれが無理だと論じる人は、そもそも単語の記憶や読み書きの勉強という不自然な（自然習得ではない）学習方法を問題視することなく、本人のモチベーション（やる気や動機づけ）に原因を求めがちです。しかし、ヨーロッパやアフリカ、アジアなどで日常的に見られるように、言語の自然な音声に接する環境があれば、多言語の習得に対して全くバリアが生じないのです。

ドイツの言語学者ヴィルヘルム・フォン・フンボルト（1767－1835）は、「言語を本当の意味で教えるということは出来ないことであり、出来ることは、言語がそれ独自の方法で心の内で自発的に発展できるような条件を与えることだけである。〔中略〕各個人にとって学習とは大部分が再生・再創造（Wiedererzeugung）の問題、つまり、心の内にある生得的なものを引き出すという問題である」（『統辞理論の諸相』チョムスキー著、福井直樹・辻子美保子訳、岩波文庫、2017年、の中で引用）と正しく結論づけました。

ですから「母語（第1言語）である日本語をしっかり身に付けて、考える力を身に付けてから英語を学ぶべきだ」という意見に科学的根拠はなく、言語の習得に順序などないのです。語学を勉強と見なしてしまうから、単なる進度の差が学力の個人差であると勘違いされ、「自分は語学に向いていない」といった無用な心配が障害になってしまいます。思春期あたりから新たな言語の習得が難しくなるという「臨界期仮説」は幻想にすぎなかったのです。

大人による多言語の自然習得

世界では半数から3分の2の人々が少なくとも2言語を日常的に使用していますから、多言語環境のほうが「自然な状態」であると言えます。そもそも言語の能力、特にその核心となる「文を生成する」能力は、母語を身に付けた後で新たに習得し直すものではないのです。チョムスキーが唱えた「生成文法理論」は、文の生成力に着目することで、構造に見られる差異が言語間で極めて小さいことを明らかにしてきました。あらゆる自然言語に普遍的な制約や生得的知識があるなら、個人における言語習得は、いわゆるスキルの学習とは全く異なる過程だと見なすべきでしょう。

大人でも多言語の自然習得が可能であり、第3・第4言語であっても神経メカニズムが第1言語や第2言語と同一であることの証拠として、マサチューセッツ工科大学のスザンヌ・フリンと我々の研究室（筆頭著者は梅島《うめじま》奎立《けいいた》）の共同研究を次に紹介しましょう。*8

この実験では、日本語を母語とした後で英語を第2言語として学校などで学んだ経験のある学生31名（14〜26歳、平均21歳）を対象としています。その約半数はスペイン語など第3言語のリスニングテストで初級レベル以上のスコアを示しました。そこで彼らにとっての第3・第4言語として、カザフ語を新たに習得させて、その過程で脳活動がどのように変化するかをｆＭＲＩで調べました。カザフ語はカザフスタンを中心に用いられている言語で、テュルク諸語に属します。

これまで言語の脳科学では、第1言語と第2言語の文法処理において共通して活動する脳領域を同定して、「**文法中枢**」と名付けましたが、さらに第3・第4言語でもこの文法中枢が働くかどうかは明らかでありませんでした。このことを実証できれば、その人にとって何番目の言語であるかにかかわらず全く同じ脳の機構が働いているわけで、言語の普遍性を立証することになります。

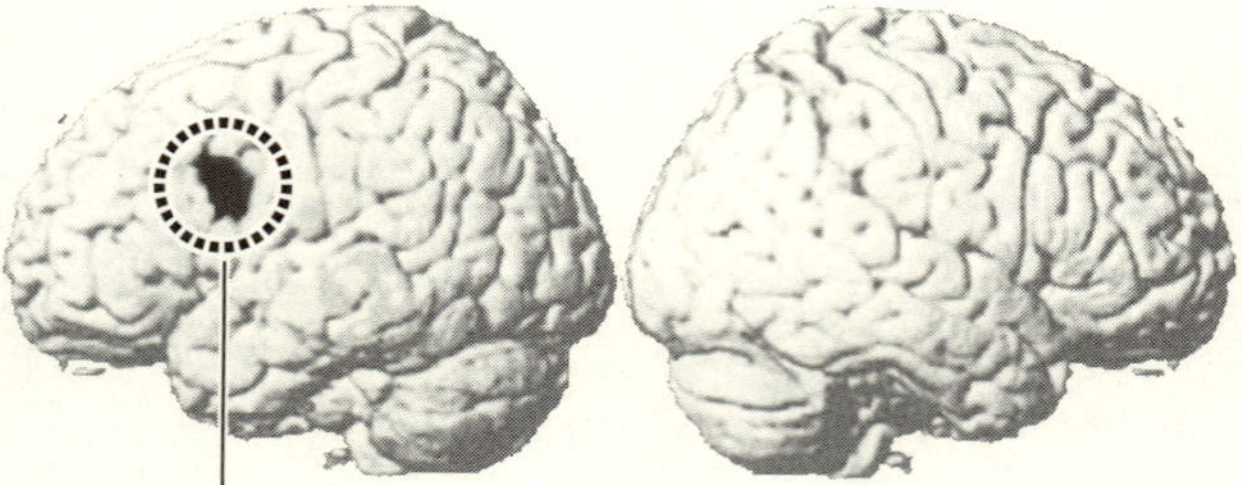

図26　文法を正しく習得できた群の文法中枢

実験では、カザフ語の母語話者によって録音された音声刺激を用いて文法習得課題を行いましたが、文法規則は一切教えませんでした。その代わり、提示された一文が文法的に正しいか否かという文法性の手がかりを示し、その文に含まれる主語と動詞の対応が正しい組み合わせになっているかどうかについて、正誤の手がかりを提示するのみにとどめました。そのうえで、参加者の約半数が手がかりなしで文法性や主語・動詞の対応を正しく判断できるようになるまで脳活動を記録しました。

その結果、正答率が高かった群では、低かった群と比べて左下前頭回（図26）と両側の側頭葉で有意に高い活動の上昇が見られました。これらの領域で左脳のものは、第3章に出てきた言語野の一部として含まれています。

また、正答率が高かった群について、実験での最終段階と初期段階の比較、および正答率が高く習得できた文構造と習得できなかった文構造の比較をしましたが、そのどちらでも、左下前頭回のみに有意な活動が限局したのです。このように「誰が」「いつ」「何を」習得したかを示すそれぞれ三つの比較において、一貫して左下前頭回が働いているわけですから、この「文法中枢」が第1・第2言語に限らず、第3・第4言語の文法習得でも重要な役割を果たすことが証明されました。

自然な言語入力である音声に触れるだけで、大人でも新たな言語の文法を柔軟に習得できるというこの成果は、言語の「自然習得」という考え方を支持します。

これまでの語学教育を含め多くの人たちが、「会話」を極端に重視していることからも分かるように、言語はコミュニケーションと同一視されがちです。しかしコミュニケーションは単なる「**外言**《がいげん》」であって、言語の一部にすぎません。脳内の「**内言**《ないげん》」は外言語から独立していて、「統辞構造」に基づいて文を生成する能力を前提としています。この能力こそが、先ほどフンボルトの言葉として引用した、「個人のうちで再生・再創造する力」なのです。ですから、言語という能力は、他者に伝わるかどうかではなく、自分にとって自然であるかを基準として評価すべきものです。このように考えるならば個別の言語の間に本質的な差はないことになりますし、多言語の習得に制限などないことは明らかでしょう。身近な言葉を多言語の視点から見つめ直すことで、「言語とは何か」「知識の獲得とはどういうことか」といった最大の謎が解けてくるのです。

大人の脳が示す可塑性

多言語の自然習得について説明したように、脳は大人になっても可塑性を備えており、見事に環境に適応できるのです。それでは、そのような可塑性が生じているときに、脳はいったいどのように変化しているのでしょうか。

その手がかりとなる知見が、1990年に発表された動物実験で明らかになりました。実験に用いられたのは南米に生息する「ヨザル」で、その名の通り夜行性の霊長類です。アメリカの神経科学者マイケル・メルゼニックらが行った巧妙な実験について紹介しましょう。一連の図は彼らの論文[*9]からの引用で、脳科学に初めて接する人でも分かりやす

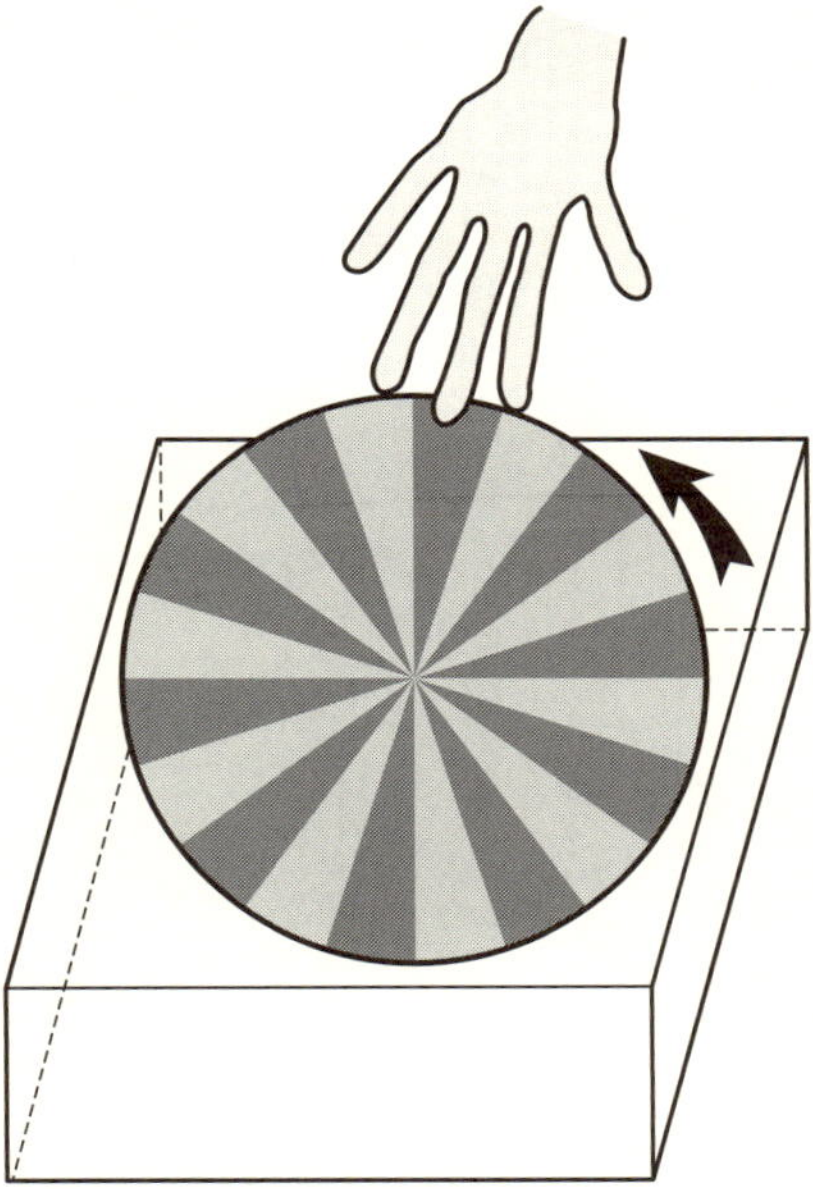

図27　大人の脳の可塑性を示したヨザルの実験

く図が作られています。

　レコードのように回転している薄い円盤があって、人さし指・中指・薬指の指先で軽く触れ続けていると、小粒のバナナが与えられます（図27）。このトレーニングを毎晩、ヨザルに課しました。円盤の表面には小さな凹凸がついているので、ヨザルは指の表面に刺激を受け続けます。このトレーニングを百日以上続けた後、指と対側《たいそく》（反対側の脳のこ

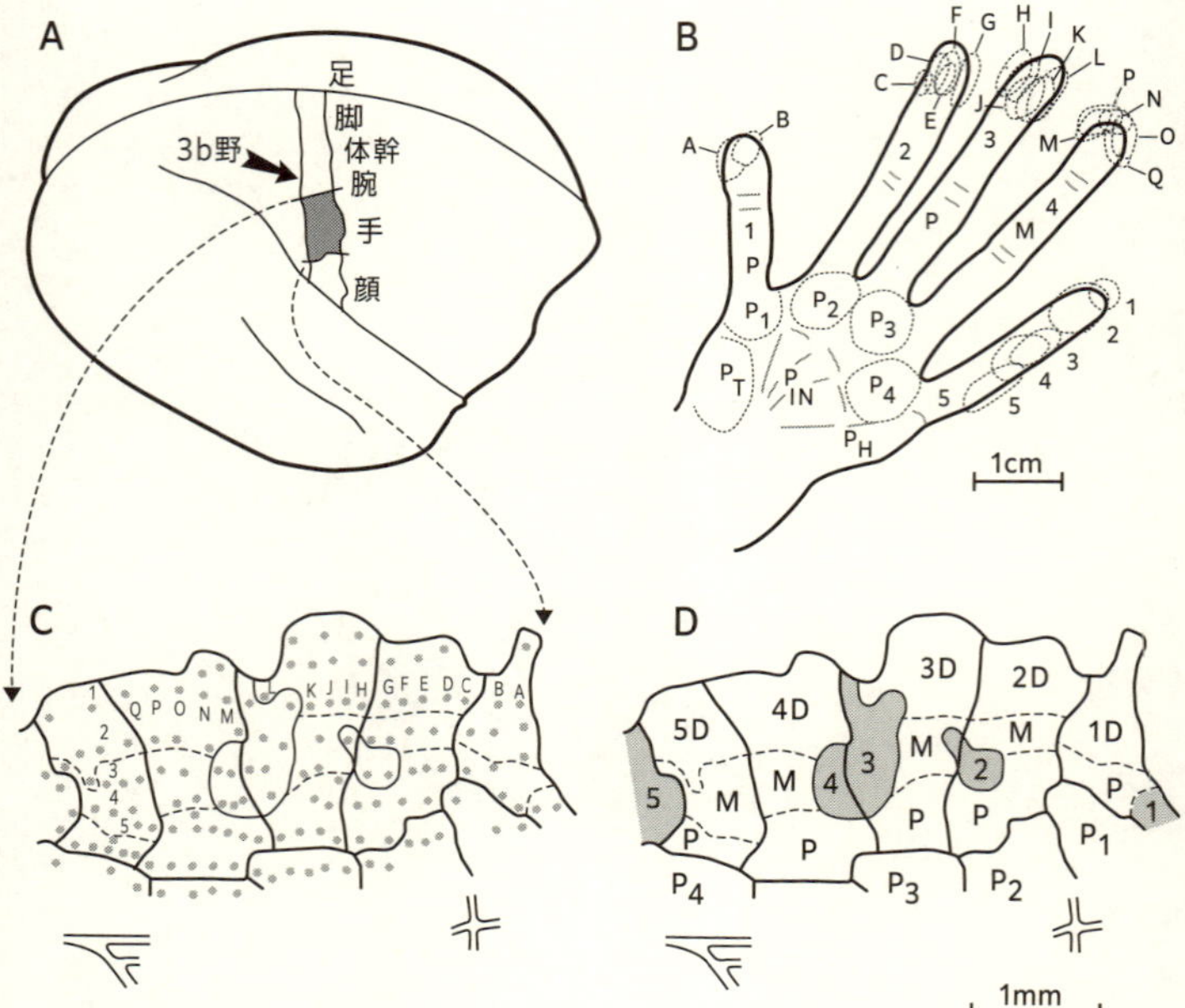

図28

と）の体性感覚野から活動電位を記録して、トレーニングを始める前のデータと比較しました。

ここで、ヨザルの体性感覚野について説明しておきましょう。**図28**－Aでは図の右が脳の前側です。手に対応する体性感覚野を拡大したのが**図28**－Cで、今度は図の上が脳の前側になっています。この図にはアルファベットと数字が書かれていますが、それぞれの位置に電極を刺していき、一箇所につきヨザルの手のあちこちを刺激することで、反応を引き起こす皮膚の範囲（**受容野**《じゅようや》と言います）を特定します。

それぞれの位置のニューロンが反応する指の範囲は限られており、対応する部位が**図28**－Bに楕円《だえん》で示されています。この図のAからQまでのアルファベットを順にたどってみると（図Cのアルファベットと対応します）、受容野はすべて指先に集中していて、親指・人さし指・中指・薬指の順に移ることが分かります。

また、図Cの1から5までの数字との対応を見ると、今度は小指の指先（D）・中部（M）・つけ根（P）と順に移っていきます。このようにして、図Cに示された実線と破線の境界線を書くことができ、結果として**図28**－Dのような受容野の「地図」が作れます。指先に関して言えば、親指（1D）・人さし指（2D）・中指（3D）・薬指（4D）・小指（5D）に対応する領域は、ほぼ同じ面積であることを覚えておいてください。これがトレーニングを始める前の状態です。

ヨザルの百日を超えるトレーニングの結果を**図29**に示します。人さし指の指先で皮膚感覚を担当していた領域（2D）は、灰色の部分のように明らかに広がっていました。

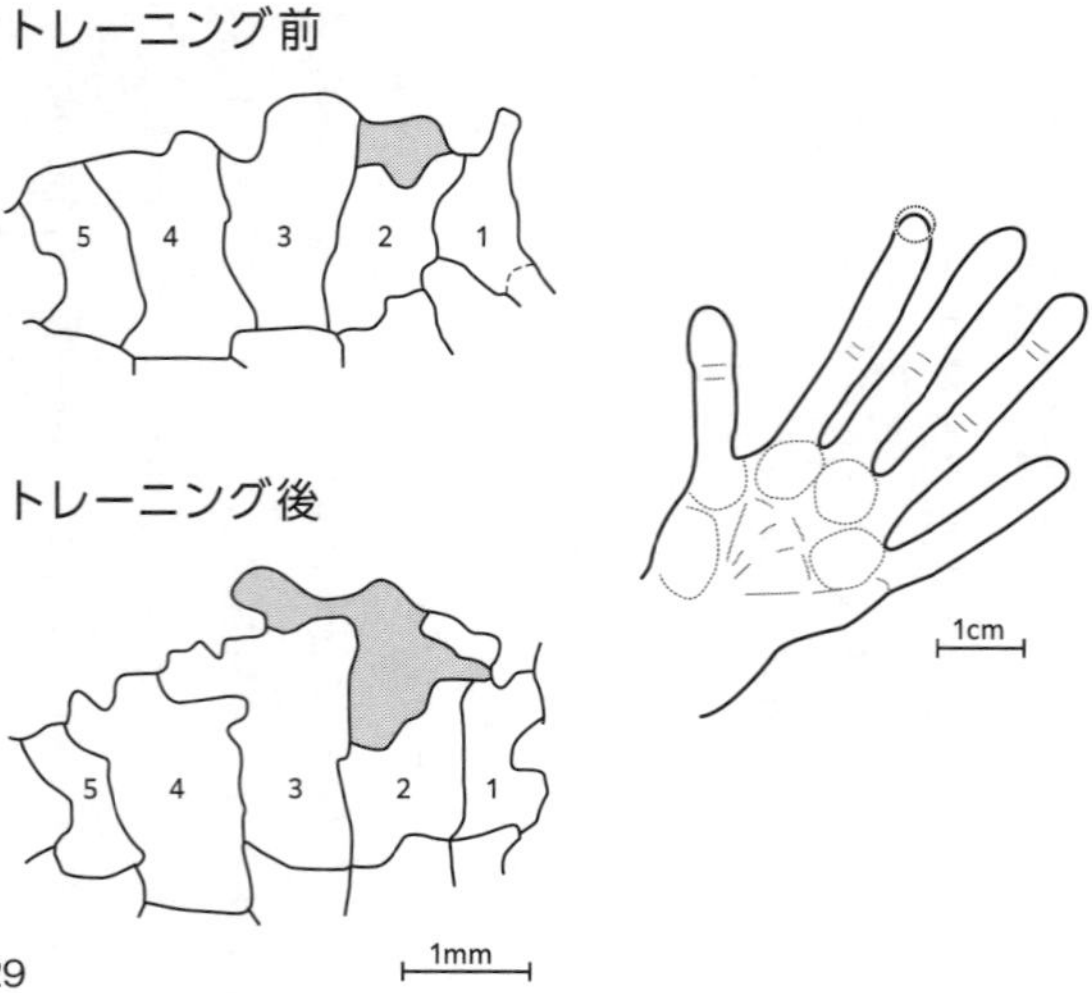

図29

親指の領域には目立った拡大や縮小は見られず、小指の領域はいくぶん小さくなっています。しかし、人さし指・中指・薬指の指先に対応する領域に注目すると、トレーニング前と比べてトレーニング後の領域は隣の指のほうまで大きくせり出していることが分かります。このような脳の地図を変えるようなメカニズムのことを、「**機能的再編**」と言います。

　さらに個々のニューロンの受容野を対応する手指の上に重ねて描いていくと、トレーニング前ではほぼ均等に手指をカバーしていた受容野が、トレーニング後には驚くべきことに、人さし指・中指・

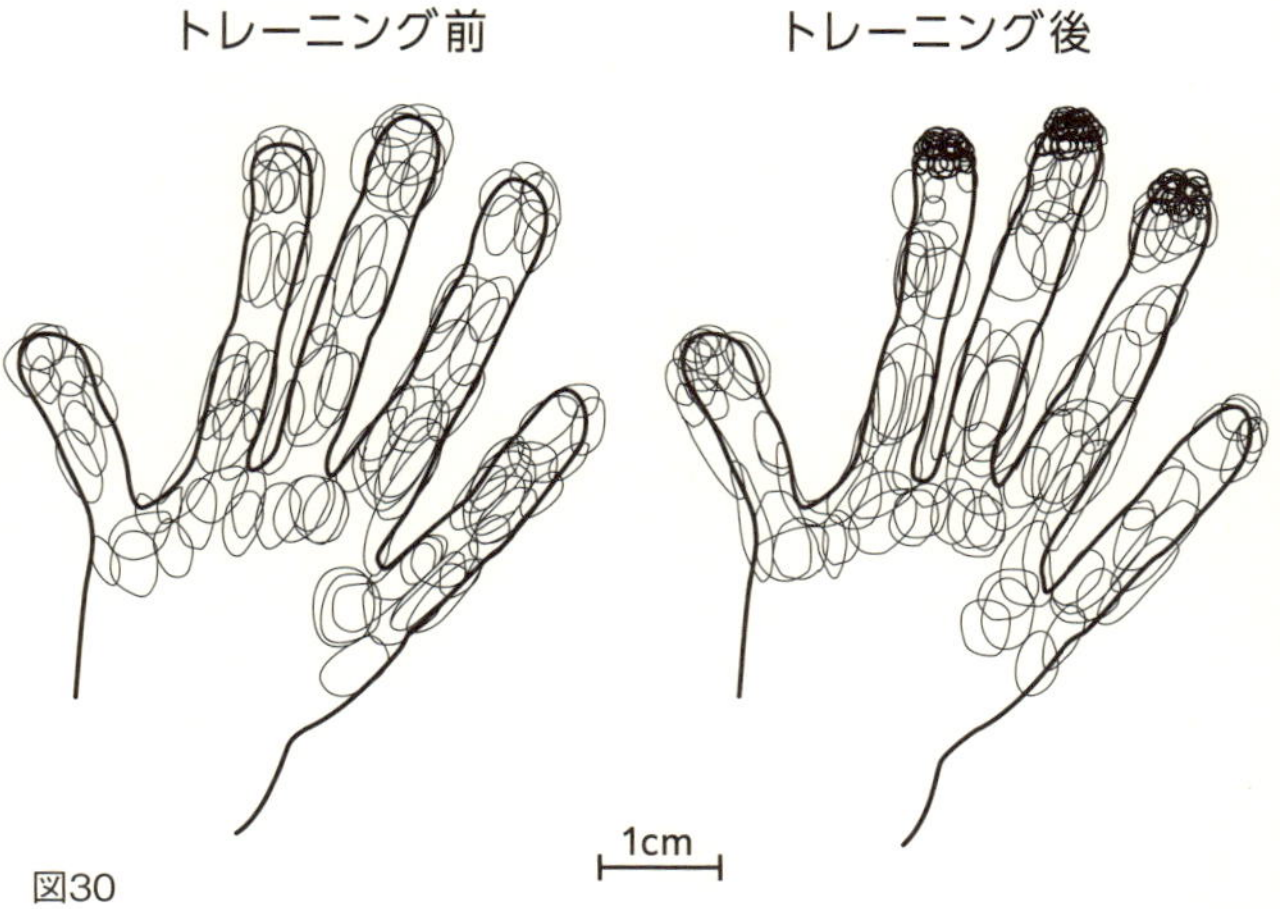

図30

薬指の指先に集中していることが分かりました（**図30**）。しかも皮膚上の受容野の面積は、それぞれの楕円の大きさの変化から分かるように、トレーニング後に特に指先で小さくなっており、ニューロンが多数動員されただけでなく、個々のニューロンが担当する部分はより細分化されていたのです。これは、使用した指先の皮膚感覚を鋭敏に処理できるようになったことを意味します。

この結果は、外部から繰り返し与えられる刺激によって、大人でも脳が変化すること、つまり「脳の可塑性」が直接的に確かめられた画期的なものでした。人間でも、ピアノの鍵盤やヴァイオリンの弦《げん》などに触れ続けながら練習を重ねていけば、体性感覚野の対応部位が広くなって、皮膚感覚を鋭敏に処理できるようになると考えられます。この実験のヒントになったと考えられる点字の使用なども同様でしょう。ピアノでは両手の指をほぼ均等に使うのに対して、ヴァイオリンやヴィオラでは左手の人さし指・中指・薬指・小指を使う頻度が圧倒的に高いため、両者で脳の体性感覚野に明らかな違いが生じることが容易に想像されます。脳はそれほどまでに柔軟にできているのです。

タクシー運転手の海馬

大人の脳の可塑性として、言語野の活動上昇と体性感覚野の拡大について見てきました。それでは長期的な学習に伴う記憶でも、脳が変化するのでしょうか。それについては、次に紹介するタクシー運転手の脳を調べた研究が有名です。

イギリスの首都ロンドンには、**図31**のように2万5千もの道路が縦横無尽に張り巡らされています。川幅の広いテムズ川や広大な公園、宮殿やさまざまな歴史的建造物の間を結ぶ複数のルートがあり、道路が「碁盤の目」に広がる街並みとは対極です。ロンドンで公認のタクシー運転手になるには、地図も見ずに目的地へたどりつけるほどの知識と熟練が要求され、タクシー免許の取得には3〜4年もかかるそうです。

イギリスの神経科学者エレノア・マグワイアらは、16人のタクシー運転手の脳画像をMRIで撮影して、海馬で神経細胞体が分布する「灰白質」の体積を比較しました。[*10] 比較の対象とした対照群は、50人の一般人です。その結果、タクシー運転手の海馬は一般人よりも明らかに大きいことが分かりました。海馬の断面積で見ると、統計的な有意差があったのは海馬の後部の領域で、前部ではその傾向が逆転していました。

海馬の働きについては第4章でも解説した通り、脳の中でも記憶の記銘や想起と関係のある領域です。第5章では、スケジュール管理の想起課題で、海馬の後部の領域に脳活動が見られたことを思い出してください。タクシー運転手の海馬では、地図の記銘よりもルートの想起に対する働きが特異的だと考えれば、統一的に理解することができます。

また、ネズミの海馬を調べた実験では、空間的な位置の記憶に関わるニューロン（**場所細胞**と呼ばれます）がたくさん見つかっており、周りにある手がかりに対して相対的な

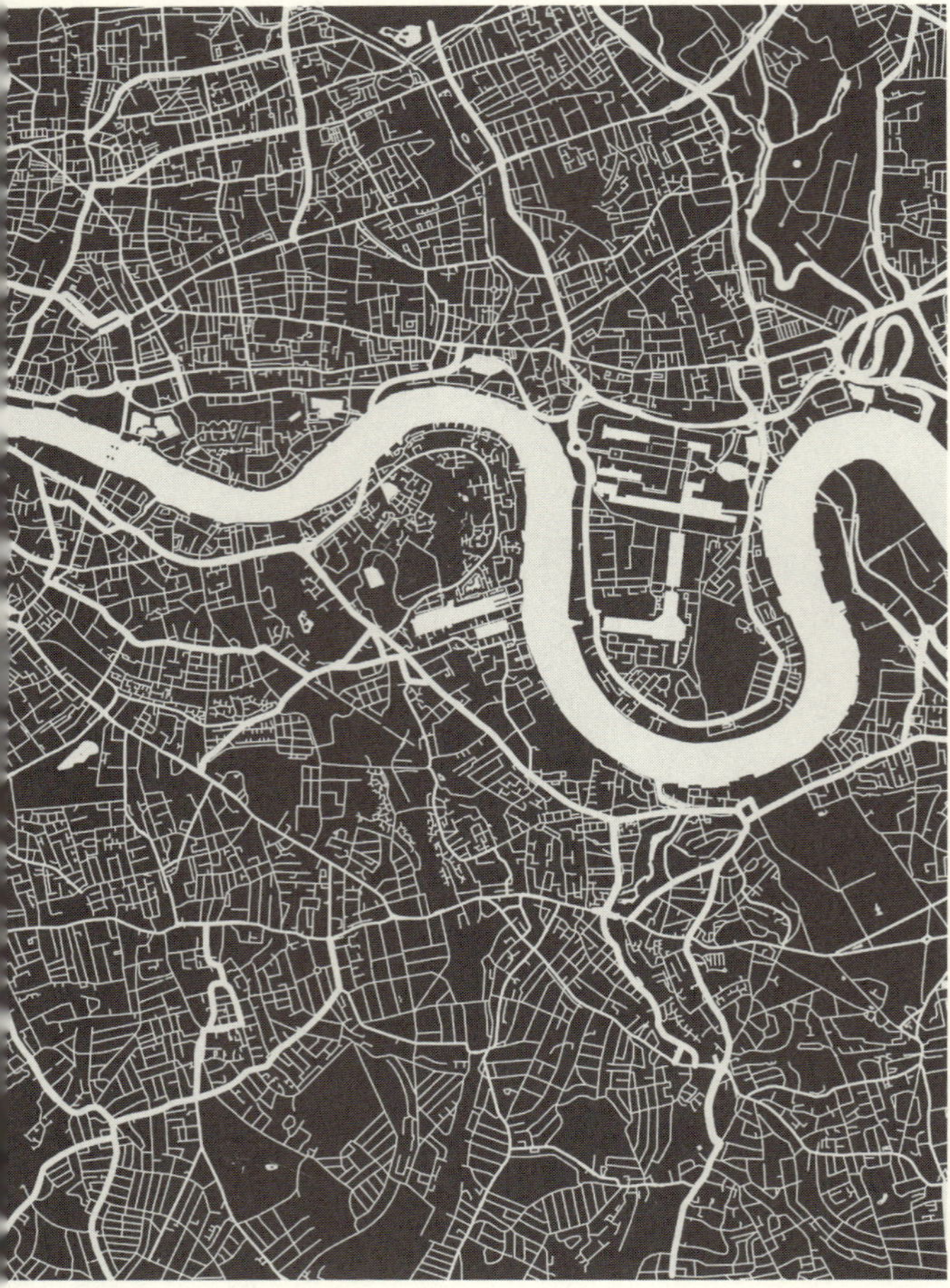

©mattjeacock

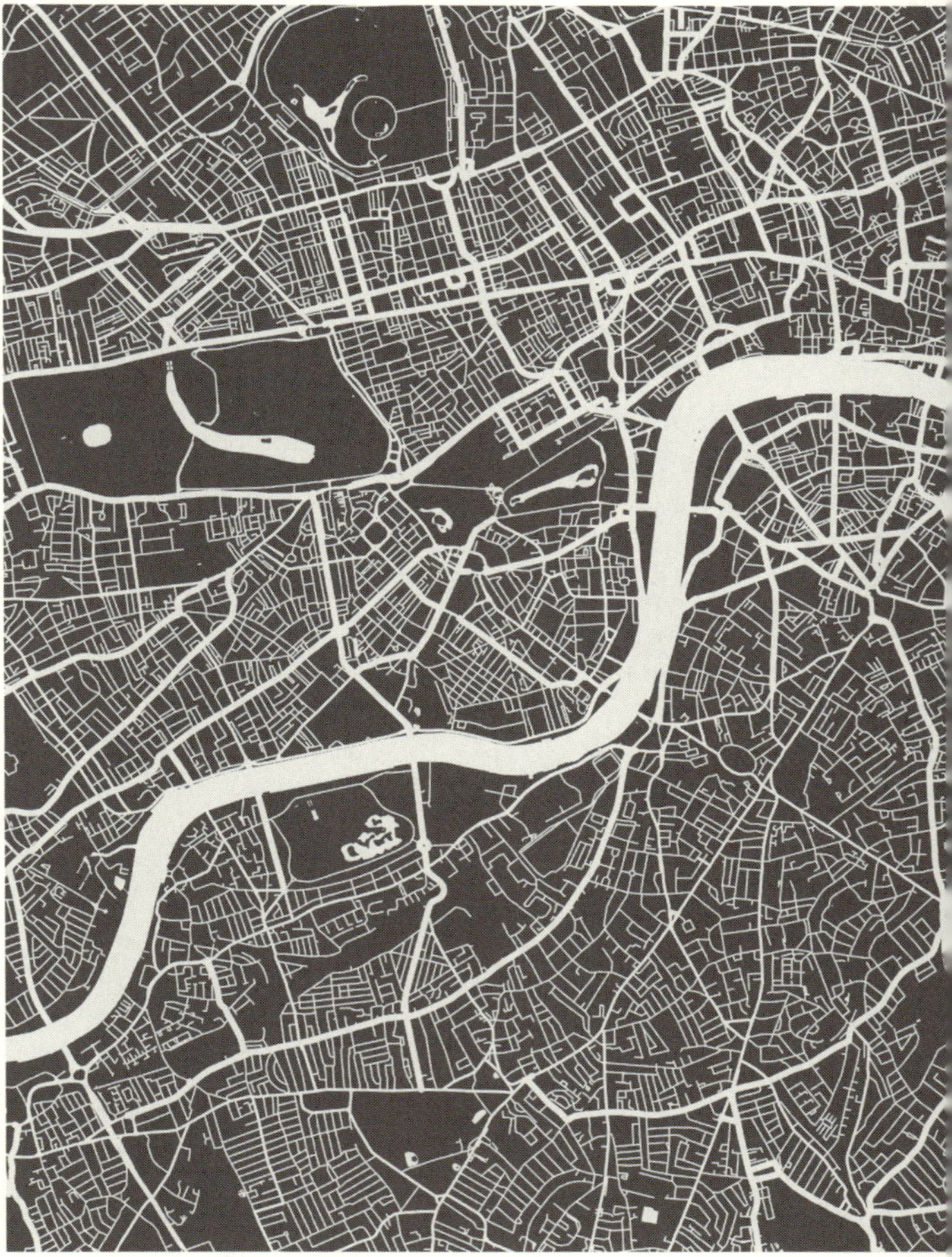
図31　ロンドンの市街地図

位置を認識するのに役立っています。人間の海馬もまた、地図や目的地に行くまでのルートの想起に重要な役割を果たしていて、繰り返しのトレーニングによって必要な領域が大きくなった可能性があります。

ただしこの実験だけでは、海馬が大きくなったのが「多くの道や建物を覚え、最適なルートを想起する」というトレーニングの結果だとは言い切れないかもしれません。たとえば、車を運転する技術が一因だったかもしれませんし、一方通行や渋滞の多い道を走るというストレスが要因になった可能性もあります。

そこでマグワイアの研究チームは、今度はロンドンのバス運転手の脳を比較対象として調べることにしました。バス運転手もロンドンの繁華街を車で運転して回る仕事であることはタクシー運転手と共通していますから、先ほどの可能性を確かめるのに最適でしょう。ただし、路線バスの運転手はルートがいつも決まっていますから、ロンドンのすべての道路を覚える必要はないわけです。

ＭＲＩの画像による比較の結果、タクシー運転手とバス運転手では、海馬のサイズに違いがあることが確かめられました。[*11] しかも、タクシー運転手で灰白質の体積が大きかったのは、海馬の中部から後部にかけての領域であり、前部では逆にバス運転手よりも体積が小さくなっていました（先ほどとよく似た逆転現象です）。従って、海馬の増大に関係していたのは運転の技術やストレスではなく、複雑な地図を記憶して最適なルートを探すというタクシー運転手の能力だと考えてよさそうです。

ただし、因果関係にまで踏み込んだ結論には慎重を期する必要があります。もともと海馬の発達していた人たちは、その素質を発揮してタクシー運転手に採用されやすかったのかもしれません。もしそれが正しいなら、タクシーの運転というトレーニングが原因で海馬が大きくなったとは言えなくなってしまいます。

そこでマグワイアの研究チームは、さらにタクシー運転手を目指してトレーニング中の人たち数十人を追跡調査しました。その中にはタクシー免許の試験に合格した人もいれば不合格だった人もいたわけです。

最終的にトレーニング前後でＭＲＩによる脳画像を取得できたのは、合格群39名と不合格群20名でした。[*12] 合格群の海馬の後部では、トレーニング開始前よりも試験後のほうが灰白質の体積が増加したのに対し、不合格の人は有意な変化が認められませんでした。

なお、トレーニング開始前では群間で体積の差がなかったので、海馬の発達していた人たちが合格しやすいという可能性も除くことができました。

以上のように、優れた着眼点と問題意識に支えられた一連の実験によって、新たな技術を身に付けるようなトレーニングに呼応して、大人の脳も可塑的に変化しうることが証明されました。さらに面白いことに、最初の実験では参加者の中に勤続20年以上にもなるタクシー運転手がいたのですが、現役の経験が長ければ長いほど右の海馬の後部領域の体積が大きいという相関が得られていました。使えば使うほど脳は変わるわけで、生涯学習などの励みにもなりそうな結果です。

ジャグリングによる脳の変化

本章では言語野、体性感覚野、海馬の変化について見てきましたが、同様の可塑性は視覚野でも報告されています。視覚と運動に関わるトレーニング研究の先鞭《せんべん》を着けたのは、ジャグリング（大道芸）を対象としたボグダン・ドラガンスキーらの研究でした。[*13]

彼らはドイツのレーゲンスブルク大学などの研究チームで、実験への参加者はプロのジャグラー（曲芸師）ではなく、ごく一般の若者たち（平均22歳）です。トレーニングの対象に選んだのは「3ボールカスケード」と呼ばれる基本技で、三つのボールをお手玉のように連続して投げ上げ続けるものです。ジャグリングと言うと「運動神経」が大事だと思われがちですが、このカスケードではほとんど腕が動きませんし、むしろボールの落下点を瞬時に見定められる視覚のほうが大事だと言えます。

予め脳画像をＭＲＩで撮影しておき、この技の練習を開始します。ボールを落とさずに1分以上続けられるようになったら、2回目の撮影を行います。その後、練習をやめたまま3カ月経ってから、3回目の撮影をしました。3カ月経つと、ほとんどの人があまりうまく続けることができなくなっていましたから、腕が上がる効果だけでなく、練習を怠って腕が落ちる効果もあわせて検証することができるわけです。

その結果、ボールのように物体の動きを見るという「**運動視**」に特化した視覚野の領域（Ｖ5野、またはＭＴ野と呼ばれます）で、灰白質の体積が増加していました。対照群と比べると左右両方のＶ5野で増加が見られたのですが、左脳のピークで1回目（トレーニング前）の体積を基準とすると、平均値でトレーニング後の2回目は3％ほど有意に増加し、3回目は2％程度の増加に落ちました。つまり、一時的なジャグリングのトレーニングによって、脳の特定の領域が一過性の体積増加を示したのです。

その後、こうした脳の可塑性は、同じMRI装置で測定できる神経線維束の太さや同一方向へのそろい方とも関係することが分かってきています。人間の脳研究の新たな潮流が生まれたと言うことができます。

脳がよく働く状態を保つには

第3章で紹介した、手書きとキーボードの比較研究では、手書きのほうが理解や記憶を深めることができるという結果となりました。このことと脳の可塑性を考え合わせれば、大学の講義のノートを手書きで取る習慣の人のほうが、理解や記憶に関係する脳領域の可塑性をより高められることになります。そのような習慣を日常的に何年も続けていくならば、タクシー運転手のように、その領域の灰白質の体積の増大が蓄積していって、大きな違いとなるだろうと予測できます。

ノートを手書きで取る習慣をもし小学生のときから続けたとすれば、さらに大きな効果が期待できることでしょう。逆に小学生から電子機器に触れ、キーボードのみを使い続けた場合には、「学力低下」が起こりうると推論されるわけです。子どものほうが大人よりもさらに脳の柔軟性が高いことを考慮するなら、この推論が決して過大評価ではないことが分かっていただけると思います。

脳を働かせない状態をずっと続けていると、怠けぐせのついた脳に固まってしまう可能性もあります。合成ＡＩに頼って頭を使わないことがいかに危険かは、もはや言うまでもないことでしょう。

日々の読書を続け、美しい音楽を聴き、優れた美術作品を鑑賞し続けるならば、そうした最上級の豊富な刺激が、脳に眠る能力を次々と引き出してくれることになります。ですから、脳が十分によく働き、健康的な状態を長く保っておきたいなら、そうした環境の改善とともに、よく考えたり味わったりする時間を多くもつことがとても大切です。

よく「脳の能力は○○％しか使われていない」とか、「脳の容量に上限があるように、能力にも限りがある」などと言われますが、そうした明言（迷言）には科学的根拠がなく、私はいつも懐疑的に感じています。ジャグリングの実験が示すように、忙しいからといって練習を怠ってしまえば、腕が落ちるのと同時に脳の可塑性も元に戻ってしまうかもしれませんから、日々のトレーニングが欠かせないわけです。

しかし、スポーツや楽器演奏、そして芸術作品の創作がはっきりと示すように、鍛錬を続けるならば、人間の創造力に限界はありません。野球の大谷翔平《おおたにしょうへい》選手や、将棋の藤井聡太《ふじいそうた》名人の大活躍は、人類の新たな可能性を示しているのです。

第７章

マルチタスクの重要性

学校などで一つのことに集中する**シングルタスク**が推奨されています。しかし、目の前のことのみに集中して複数のことに注意を払わなくなった結果、とっさの判断すらできなくなる恐れがあります。たとえば、歩きスマホのまま踏切を渡ることで実際に死亡事故が発生しています。周りの歩行者と一緒に踏切に入った後、立ち止まって画面を見続けていて、遮断機が下りたとき自分は踏切の外にいると思い込んでしまった可能性が指摘されています。これは、スマホに集中しながらも遮断機や警報音に対して適切に判断し行動するという**マルチタスク**ができなくなっていたと考えられます。マルチタスクの能力は、日常的にもとても重要なのです。

「マルチタスクは悪」という決めつけ

同時にいくつものことを処理するのが「マルチタスク」です。一般には「ながら作業」がマルチタスクと同一視されて、よくやり玉に挙げられます。もちろん、スマホを見ながら自転車に乗ったり、駅のホームを歩いたりするような危険行為は、明らかにマルチタスクの悪用ですが。

第1章で紹介したアンデシュ・ハンセンの『スマホ脳』という本では、「複数の作業を同時にやっているつもりで、実際にはこの作業からあの作業へと飛び回っているだけなら、確かに脳は効率よく働かない」(p.90)とか、「マルチタスクは集中力が低下するだけではない。作業記憶《ワーキングメモリ》にも同じ影響が及ぶ」(p.91)といった決めつけがあります。これらは、心理学でよく見られる議論ですが、とても粗い意見でうのみにはできません。

また、「現実には、並行して複数の作業をできる人もいる。ほんの一握りながら、『スーパーマルチタスカー』と呼ばれる人々がいるのだ。このような特質をもつのは、人口の1~2%だと考えられている」(p.89)という記述も、何ら根拠のない言明です。たとえば車の運転、音楽のアンサンブル演奏、料理などを考えれば、「スーパーマルチタスカー」など珍しくないでしょう。そうした経験のない人は、単にマルチタスクを培う機会を逸してしまっただけかもしれず、素質や能力を持っていないと決めつけること自体、明らかな間違いです。

車の運転では、ハンドルを握ってアクセルを踏みながらも、信号・標識はもちろん、前を走る車や後続車の動き、隣の車線の様子などに注意を払い、さらに道路状況によっては歩行者が道を横切る可能性まで予期しながら高速の走行を続ける必要があります。そこには極めて高いマルチタスクの能力が求められます。もし事故が起きれば、「自分はスーパーマルチタスカーではないから」といった言い訳は通用しないのです。

音楽のアンサンブル演奏は、マルチタスクの極致です。一人で楽器を演奏するだけでも、同時に右手と左手でまったく違う動きをする必要があります。アンサンブル演奏では、さらに譜面を追いかけながら、指揮を見て、周りの音をも聞かなくてはなりません。シングルタスクに集中して我が道を行くようでは、まるで音楽になりません。

心理学の実験で、妨害課題を同時に並行して行わせれば、妨害の効果によって主たる課題の成績が低下するのは当たり前のことです。実際、そのように簡単に予測がつくような実験が、認知科学や脳科学では延々と繰り返されてきました。

しかしそうした成績の低下をもって、「同時に複数のことをするのはよくない」という結論に飛びついてしまうのは早計です。そもそも、マルチタスクの議論に「効率」という恣意的な尺度を持ち込むこと自体が誤りなのです。第3章で、さまざまな情報を組み合わせて複雑化して覚えたほうが記憶として脳に定着されやすいと説明したように、脳には効率を重視する原理などないのですから。

先ほど、作業記憶（ワーキングメモリ）という用語が出てきましたが、これは一時的に記憶を頭にとどめておくという心理学のモデルです。このモデルの根幹は「中央実行系」だとされますが、それでは何の説明にもなっておらず、実体の不明な「ブラックボックス」と何ら変わりありません。しかし前頭葉で短期的な記憶に関わる反応が出るたび、それが人間では言語機能である可能性が高いのに、「作業記憶」だと解釈する研究が大量に出回りました。

最近流行した「ミラー・ニューロン」（自分だけでなく他者の動作にも反応するニューロン）や「デフォルトモード・ネットワーク」（ぼんやりと特に何もしていないときの脳活動）も同様で、何の機能かほとんどつかみがたい現象なのに、まことしやかに連呼されています。あやふやなモデルや現象ほど都合よく拡大解釈されて流布しやすいのでしょうが、物理学のような厳密科学からすれば幻想にすぎません。

小学校での誤った指導法

第3章で、私の質問に対して「書いているときには考えられなかったので、分かりません」と返答した学生のことを紹介しました。大学生でも、書きながら考えるというマルチタスクが身に付いていないようなのです。さらに、席の前のほうで熱心に講義を聞いているのに、何も書こうとしていないという状況をたびたび目にするようになりました。メモを取らないのかと尋ねてみると、紙はおろか筆記具すら持って来ていない学生もいました。

このように、メモを取らない大学生が増えていることを裏付ける文章を偶然見つけました。西野哲朗氏の「メモやノートを取りましょう」というタイトル（『数学ガイダンス2018』数学セミナー編集部編、pp.150‐153）で、大学新入生向けに書かれたものです。そこに、「（小学校の教員が）生徒たちに対して、手を止めて、何もせずに、おとなしく先生のお話を聞きなさい、という指導が強力に行われていました。小学校や中学校では、先生のお話の後にノートを取る時間があり、全員、その時間にノートを取らされていたのだと思います」という指摘が書かれていました。
そこで私も現役の小学校の教員の何人かに聞いてみたところ、「先生の話を聞くときは、聞くことに集中して鉛筆を置きなさい」という指導をたしかに見聞きしたことがあるとのことでした（そのような指導はあえてしていないという人もいました）。さらに西野氏は、「私がメモを取るように促してもメモを取る学生がほとんど増えなかったからです。この現象には、もっと奥深い問題がありそうなのです」と指摘したうえで、次のような対応関係を挙げています。
「話を聞けない
＝話のどの部分が重要なのかがわからない
文章を組み立てられない
＝話をどのようにメモにまとめたら良いかがわからない
考えることができない
＝メモを活用して自分なりに考えることができない」（同p.151）
このような誤った指導法の影響が小学校から大学まで波及しているのは、極めて深刻な事態だと言えます。話を聞き、文章を組み立て、そして同時に考えるという「マルチタスク」がおろそかにされることで、学校での日々の学びの根幹が揺らいでいるのかもしれません。

大学での配慮ない教え方

大学に入れば、「パワーポイント」を使った授業が多数あり、しかも一回の講義でもその枚数が半端なく多いものです。私は90分の講義で「24枚」を原則としており、1枚のスライドに文を入れる場合はできるだけ9行を超えないように心がけていますが、それでも聞き手が十分に消化できていないように感じることが多々あります。しかし、同僚の講義を見てみると、90分で50枚以上のスライドが出るのは普通ですし、100枚を超えることもありました。初めて見聞きする内容で、1分以内に要点を理解するのは無理な相談です。ましてその間にメモなど取れるものではありません。

私が主催をした講演会で、ある先生にスライドの枚数を少なくするようにお願いしたところ、スライドの数は減りましたが1枚のスライドが小さな文字で埋め尽くされていました。その人は、「聴衆がどのように自分の話に耳を傾けながらメモを取るのか」という配慮をした経験がなかったのかもしれません。

また、大量の資料をパワーポイントで見せたとしても、後で講義のサイトにアップロードすればそれで済むのでしょうか。そのような講義が増えることで、学生もメモを取ろうともしないような状況ができあがってしまったのだと思われます。講義に限らず、会議や談話のメモを取ることもできずに社会に出る若者が少なからずいるとすれば、頭脳労働を伴うさまざまな職種で地盤沈下が生じるのはやむを得ないことだと言えましょう。

リンク付テキストの落とし穴

電子教科書には二次元コード（ＱＲコード—quick-response code）が花盛りです。このように電子化された教科書の特徴として、大量の「リンク」が張られるようになりました。リンクは本文を補完する情報や動画などを載せたページへと飛んでくれる便利な機能ですが、そうした情報は教科書検定の対象外となっています。

たとえ「リンク先は必ずしも読まなくてもいい」と指導されても、つい見てみたくなるのが人情です。インターネットの記事には、さらに大量のリンクが張られていますから、リンク先を次々に読み進めていくうちに、そもそも何について読んでいたかすら忘れてしまうかもしれません。そうした過剰なリンクは、はたして読者がその文書を理解する助けになっているのでしょうか。むしろ「自分で考える暇があったらリンク先を読みなさい」と無理に誘導しているようなものではありませんか。

以前からこのような問題意識をもつ研究者は多く、リンク付テキスト（hypertext）に関する研究はこれまでに数多く行われています。カナダの心理学者ダイアナ・デステファーノらが複数の研究をまとめながら「認知的負荷」（cognitive load）というモデルを提案して、「リンク付テキストに関する活動は認知的負荷を増大させ、学習を阻害する」という仮説を立てています。[*14]

「認知的負荷」のモデルもまた、先ほどの「作業記憶」と同様に捉えどころのないもので、心的負荷・心的努力・成績という計測可能な三つの要素を含むとされますが、それではどんな心的機能も含まれそうです。要するに、読み手はリンクが出てくるたびに

「リンクを無視してこのまま読み進めるか、リンク先に飛ぶか」の判断をしなくてはならず、リンクを参照している間は元の文章に対する記憶を保持しておく必要が生じます。視覚の情報処理の負荷も増すことでしょう。これらは印刷された文章を読むときには存在しない負荷だというわけで、モデルの是非はさておき、その仮説での指摘は正しいと思います。

ここでも誤解が生じないように強調しなければいけませんが、リンク付テキストでは、「読むこと」と「決断すること」の二つを同時に行うようなマルチタスクが良くないのではなく、能動的に考えながら読むべきところを、受動的にリンクをたどるだけになってしまうことが問題なのです。特に一文一文の理解を積み重ねて読んでいく必要のある場合は、リンクのたびに読みが浅くなり、それが全体の理解を妨げてしまうと考えられます。

たとえ短い文章であっても、文末まで読んでその一文を把握する前にリンク先に飛んでしまえば、やはり理解は中途半端になりやすいでしょう。しかも、リンク先を経由しながら本文に戻るまでの時間が長いほど、主たる理解は保留されますし、戻ったとしてもスリープモードから回復するような状態ですから、あやふやな理解のまま先に進んでしまうことが懸念されます。

リンクが主従を逆転させる

紙の本と電子書籍の違いに注目しない人は、電子書籍のリンクは紙の本の「註釈」と同じではないかと思うことでしょうし、関連情報を親切に提供してなぜ逆効果になるのかと納得がいかないかもしれません。紙の本でも脚註が多ければ、やはり理解は中途半端になりやすいのではないかと。

しかし紙の本の場合、ページの下のほうにある脚註は一般に本文より小さな文字で記されていますから、本文との主従関係は明らかです。註釈としてどれほどの量が書かれているかは一目で分かりますし、「ここを読まないと先が理解できない」というような必要不可欠な情報を入れることはまずありません。情報の出典や根拠を示したり、より正確な詳しい情報や具体例、説明などを加えたりするためのものがほとんどです。本によっては、註釈を章末や巻末にまとめてあります。そのため、読者は安心して本文に集中できますし、「まず本文を一通り読んでしまおう」と進むことができます。気になる項目は後から註釈を参照すればよいわけです。こうした暗黙の了解が書き手と読み手の間で共有されているのが紙の本なのです。

ところがテキストのリンクにはウェブ上のアドレスが紐付《ひもづ》いているだけですから、情報量がすぐには分かりませんし、しばしば主従を逆転させるほどの内容にアクセスすることになります。なかには有用なリンクもあることでしょう。その割合が仮に低かったとしても、「リンク先を見落とすと理解できないかもしれない」とあおられ、大量の情報に誘導されてしまい、そのことがさらに不安を生みます。

電子教科書の作り手は、他社と差別化するためにも、あれもこれもとリンクをつけてしまいがちです。たとえば理科の実験で、化学反応によってどのような変化が生じるかを動画で目の当たりにできれば、学習効果が上がると思われているようです。

しかし、大量の動画へのリンクは想像力を奪いますし、学生はすぐに倍速以上でザッピングのように視聴することになります。結論を先取りするのが賢い学習法だと勘違いされ、実験室で試行錯誤しながら時間をかけて確かめるようなことは、時代遅れになっていくでしょう。一方、そのようなリンクによって、自分で考えたり発見したりする喜びは、本人の自覚がないまま確実に奪われていきます。

答えや結論を性急に求められる忙しい世の中では、科学者や研究者などが近いうちに「絶滅危惧種」となってしまうことでしょう。長い時間をかけて手応えのある難しい問題を自力で解決したという経験と自負こそが、さらなる未知の問題に対する好奇心をかき立てるのです。それは、学習指導要領に掲げられているような「興味・関心」や「楽しさ」とは全く異質なものであって、簡単に植え付けることはできません。急峻《きゅうしゅん》な岩山や氷壁を登るアルパイン・クライマーのように、苦労や鍛錬をいとわずに真善美《しんぜんび》を究めようとする求道者《きゅうどう》が、どんなに世相が変わろうとも必要です。求道者の卵を根絶やしにしてしまうような教育だけは避けなければならないのです。

電子教科書が現れる前の学習現場では、教科書と参考書・副読本の主従関係は明快でした。今や対比されるのは、限られた情報の教科書に対して、底なし沼のインターネットなのです。これでは教科書自体の存在意義も危ういと言えるでしょう。このように電子教科書は、すでに間違った方向へと大きく舵《かじ》を切ってしまったのです。

電卓導入の失敗

教室に導入された最初期の電子機器として、「電卓」（四則算のみから関数プログラム電卓まで）がありました。平成元（1989）年度の小学校学習指導要領には、「計算の負担を軽減し指導の効果を高めるため、そろばんや電卓等を第5学年以降において適宜《てきぎ》用いさせるようにすること」と規定されました。さらに平成10（1998）年度の小学校学習指導要領では、「問題解決の過程において、桁数の大きい数の計算を扱ったり、複雑な計算をしたりする場面などで、そろばんや電卓などを第4学年以降において適宜用いるようにすること」となりました。第1章でデジタル機器とアナログ機器の対比として挙げた「電卓」と「そろばん」が、当初から同一視されてしまっていたのです。今や一人一台のタブレットやパソコンが配付されましたから、電子辞書やＡＩの利用が当たり前となるのも時間の問題でしょう。

最初に電卓が教室に持ち込まれたときに、メリットとデメリット、そして使用のリスクについて、真剣に議論して効果を検証すべきでした。しかし文部科学省は、電卓の積極的な利用を推奨しています。算数の授業で電卓を「適宜用いるようにする」なら、自力で手計算をさせる意味はどこにあるのでしょう。計算問題の宿題をすべて電卓でやってきてもかまわないとでも言うのでしょうか。

海外では、定期試験や入学試験でも電卓を使うことが許されている場合もあります。「道具を使ったとしても問題が解ければよい」という実利的な教育観が背景にあるためかもしれません。教師や数学者も、「電卓の利用で算数嫌いの生徒が減るなら仕方がない」とあきらめたり、計算力は算数の考え方と直接関係ないと思ったりして、それほど抵抗しなかったのでしょう。

そうした価値観を踏み台にしてＡＩまでも無制限に使わせてしまうと、歯止めが利かなくなります。先日の新聞に、「電卓があっても、足し算や引き算といった算数の論理を教えるように、ＡＩ翻訳の機械があっても、変わりはない」という外国語大学の某名誉教授の意見が載っていて、私は衝撃を受けました。

文章力は計算力の比ではありません。国語であれ外国語であれ、機械に頼って文章力をおろそかにすれば、すべての教科に影響します。全般的な学力低下は避けられないでしょう。楽をするだけの電卓や翻訳機の使用は、「自ら考えることなど無駄で非効率だ」と生徒に教えるようなものです。思えば、電卓導入の失敗がすべての始まりだったのです。

集中力ではなく選択力を

先ほど、「先生の話を聞くときは、聞くことに集中して」という指導の実態があることを指摘しました。いわゆる「勉強」でも、「集中しなさい」と異口同音に言われます。しかし、それは暗にシングルタスクを強要することで、自由に発揮されるべきマルチタスクの能力を奪っていることになります。

人間に限らず、動物の脳にはマルチタスクの能力が備わっています。目の前の食べものにだけ集中していたら、忍び寄る天敵の気配に気づくことが遅れ、それが命取りになりかねません。同時に複数の対象に注意を払ったり、感覚受容と運動指令をどちらも止めずに同時に行ったりできるのは、第4章で説明したように脳の分業体制の成せる業です。このように脳の自然で高い能力をフルに活かしたほうが、はるかに理にかなっているわけです。

日常生活でマルチタスク能力が生存の危機にかかわるような状況は少ないかもしれませんが、車の運転の例はすでに述べました。飛行機のパイロットもまた、コックピット内の多くの計器に注意を向けなくてはなりません。異常を早く発見しなくては、対処が後手に回って大事に至ります。宇宙飛行士の訓練ともなれば、集中した作業の最中に非常事態の対処が求められます。一点集中型の人には向かない職業の典型だと言えます。

マルチタスクが日常的に役立つという例も挙げて考えてみます。BGMがあったほうが集中できるという人は多いことでしょう。BGMは雑音をある程度までマスクしてくれますし、適度なリズム感が読書や執筆のペースを一定に保つ効果もありそうです。私の行きつけの理髪店では四六時中ラジオがついていて、しかも普通に会話をしながらも散髪の手が止まることはありません。車の運転をしながら、あるいは料理をしながらラジオを聴く人もいますね。そのほうがリラックスして仕事がはかどるものなのです。

そのように考えれば分かるように、集中力というより「**選択力**」のほうが大切だと言えます。マルチタスクをするなかで重要な情報を選択して、注意を適切に振り向けられればよいのです。それには「スーパーマルチタスカー」になろうとする必要すら全くないということです。

これだけ情報が大量に入ってくる時代では、不要な情報を捨てるという能力が必要になってきます。「何をすべきか」という選択だけでなく、「何をしないか」という選択も大事なのです。これは、自分にとって不要なものを選択的に捨てていくフィルターのような能力とも言えるでしょう。

なお、マルチタスクの組み合わせには相性があります。第3章でモダリティの説明をしましたが、同じモダリティでは干渉が起こりやすいため、マルチタスクには不向きです。たとえば、音楽を再生しながら、まったく別の曲を楽器で演奏するのは至難の業です。しかし、音楽を聞きながら本を読むのはたやすく、周りの雑音をマスクできれば集中力が増します。私は今、フルートで練習中の曲をリピート再生しながらこの原稿を書いていますが、お陰で筆が進みますし、その曲の細部まで記憶できるので一石二鳥です。自分に合ったマルチタスクを実践してみてはいかがでしょうか。

第８章

非認知能力を伸ばすには

これまでの章で、デジタル機器やＡＩの利用が急速に増す現代の問題点を探るため、脳科学や心理学などの研究を紹介しつつ論じてきました。一般にそうした論点は、記憶力や情報の処理能力などをいかに高めるかという点に偏りがちです。そうした**認知能力**はテストなどで評価しやすいという理由もあるでしょう。その一方で、やる気や忍耐力、特に「グリット」(grit─「根性」や「やり抜く力」の意味)と呼ばれる**非認知能力**の重要性が注目されています。非認知能力は数値化が難しいですし、個人差も大きく基準も定まらないという問題を抱えていますが、教育や生活の質を考えるうえで、欠かせない視点を与えてくれます。デジタル脳クライシスに耐えうる非認知能力をいかに伸ばしたらよいか、最後に考えてみたいと思います。

能動的な好奇心

人間は脳をうまく働かせることを目的や目標にして生きているわけではありません。子どもの頃からの夢を実現したいとか、今打ち込んでいる仕事で成果を上げたい、といったさまざまな願いや思いがあるはずです。それが大きな成功であれ、小さな成功であれ、さまざまな制約があるなかで自分の目標を実現するには、何が最も必要なのでしょうか。

イギリスの数学者・哲学者で、社会批評家でもあった**バートランド・ラッセル**（1872－1970）は、『教育は有害か』というエッセイのなかで、「功なり名を遂げた人の多くは、まともな教育を受けなかったことがかえって良かったと信じている〔中略〕真の美徳は、真実から目をそらさぬ逞《たくま》しいものであって、きれい事だらけの空想ではない」と述べています（『人生についての断章』バートランド・ラッセル著、中野好之・太田喜一郎訳、みすず書房、1979年、pp.79－80）。この「真実から目をそらさぬ」力こそが成功の鍵であって、教育を受けたかどうかという「学歴」とは無関係だということです。

さらにラッセルは、1926年に次のように指摘しています。「才能のある少年少女は、ある熱望する知識や技能を身につけるためには、無限の退屈に耐え、喜んできびしい訓練に従うだろう。〔中略〕旧式の悪い形の訓練に対する反動は、不当な手ぬるさに傾いてしまった。しかし、この手ぬるさは、古い外的な権威よりも一段と内面的で心理的な新しい訓練に取って代わられなければならない。正確さは、この新しい訓練の知的な表現となるだろう」（『ラッセル　教育論』安藤貞雄訳、岩波文庫、1990年、pp.259－260）。つまり、親や教師が「外的な権威」による圧力をかけて受動的な訓練を強いるのではなく、自らが望むような「内面的で心理的な新しい訓練」を糧とする必要があるということです。学問や芸術であれ、スポーツであれ、そのような熱望があらゆる知識や技能の動機付けとなり、「真実から目をそらさぬ」力に通じるのだと考えられます。

さらにラッセルは「知性の教育　一般的な原理」という章で、「知的な徳目は、知的教育から生じるはずである。〔中略〕すなわち、好奇心、偏見のないこと、知識を身につけるのは困難ながらも可能であるという信念、忍耐、勤勉、集中力、正確さ、である。これらのうち、好奇心が基本的である。好奇心が強くて、正しい対象に向けられた場合には、残りの性質はことごとくおのずと出てくる」と記しています（前掲 pp.252－253）。ここに列挙された力は、「非認知能力」と見なされるものばかりですが、とりわけ重要なのは**好奇心**だと言えます。「残りの性質はことごとくおのずと出てくる」わけですから。

さらに引用を続けますと、「自発的にひとりでする勉強は、生徒に発見の機会を与える。そこで、何もかも学級で教えられる場合よりもずっとたびたび、またずっと強烈に、知的冒険の感覚が与えられるのである。可能な場合はいつでも、生徒を受動的ではなく、能動的にさせることだ。これこそ、教育を苦しみではなく、喜びにする秘訣の一つである」とあります（前掲 p.268）。

以上の名言をまとめれば、**能動的な好奇心**こそが非認知能力の核心だということです。さらに、「自発的にひとりでする」学びは、究極的には学問的な探求や研究につながるのです。

限界的練習と「十年の法則」

アメリカの心理学者**アンダース・エリクソン**は、チェス・プレーヤーやアスリート、そして音楽家などのエキスパートを対象にした研究をまとめて、『超一流になるのは才能か努力か？』（アンダース・エリクソン、ロバート・プール著、土方奈美訳、文藝春秋、2016年）という著書を出版しました。この本の「十の鉄則」を次に紹介しながら、吟味してみましょう。

鉄則①　自分の能力を少しだけ超える負荷をかけつづける
鉄則②　「これで十分」の範囲にとどまっていると、一度身に付けたスキルは落ちていく
鉄則③　グループではなく、一人で没頭する時間を確保する
鉄則④　自分の弱点を特定し、それを克服するための課題を徹底的に繰り返す
鉄則⑤　練習を「楽しい」と感じていては、トッププレーヤーにはなれない
鉄則⑥　これ以上集中できないと思った時点で練習や勉強はうちきる
鉄則⑦　上達が頭打ちになったときは、取り組むメニューを少しだけ変えてみる
鉄則⑧　即座にフィードバックを得ることで、学習の速度は劇的に上がる
鉄則⑨　オンの時間とオフの時間をはっきり分け、一日のスケジュールを組む
鉄則⑩　どんな能力も生まれつきの才能ではなく、学習の質と量で決まる

まず、タイトル『超一流になるのは才能か努力か？』の問いに対する答えは、鉄則⑩

にあるように「努力」に尽きるわけです。これらの鉄則の中でも、最初の鉄則①が最も重要です。「自分の能力を少しだけ超える負荷をかけつづける」トレーニングのことを、エリクソンは「**限界的練習**（deliberate practice）」と呼んでいます。自分の能力の限界ぎりぎりのところで、「あと少しだけ、できるはず」（鉄則②）と考えて、その限界のさらに上を目指すのです。

そうした具体的な目標を設定するには、グループ学習に頼ることはできません（鉄則③）。なぜなら個人ごとに目標設定や進度、そして克服すべき課題や問題点（鉄則④）が異なるからです。芸術やスポーツでは、幼少時からの個人レッスンやコーチングが普通なのですが、学問分野では数学くらいでしか実施されていません。もちろん、大学の卒業研究や大学院での研究となれば、研究室で個別の指導を受けることになります。

鉄則⑤〜⑨は、そのようなトレーニングの途中で必要となる心構えやコツをまとめたものです。そうした計画的な練習を続けることが、脳に眠っていた適応能力を引き出し、上達を止めることなく限界の克服を促すわけです。

また、この厳しいトレーニングに必要とされる期間は、どの分野でも面白いことにほぼ一定であることにエリクソンは気づきました。それが「**十年の法則**」と呼べるもので、一流となった人はみな、最低でも十年間の鍛錬の蓄積があるという発見です。もちろん十年間を楽な練習に費やしていては、全く効果は望めません。あくまで十年もの間、自身の限界を超えるような「限界的練習」を続けたかどうかが分かれ道なのです。

十年間分のトレーニングを時間数に直すと、1万時間ほどになります。これは毎日最低、3時間の練習を続けることに相当するわけです。それを挫折することなく遂行するには、自分に甘すぎず、かといって厳しすぎることもなく、「希望は実現される」と考えるような楽天主義（オプティミズム）がよいと私は思います。分野によっては、叱咤《しった》激励しながら背中を押してくれて、いつも適切な課題を与えてくれるコーチが必要不可欠でしょう。囲碁や将棋を含めて、間違ってもＡＩにコーチの代わりは務まりません。人を育てることができるのも、やはり人なのです。

デジタル脳クライシスの克服

以上見てきたように、ＡＩ時代を迎えて「デジタル脳クライシス」の深刻さは加速しています。特に教育におけるＡＩの利用は、百害あって一利なしだと断言できます。第2章で述べたように、ＡＩは知的な意味でのドーピングのようなものだからです。デジタル機器は残念なことに、総じて人間の能力を引き出し高めるようには設計されていません。それは効率やスピード、そして経済性といった脳と全く関係ない価値観を重視するからです。その結果、脳をできるだけ使わず、極端に内向きの方向に誘導するというリスクが避けられません。

そのような電子機器と対比させて、ヴァイオリン・ヴィオラやフルート、ピアノ、そろばん、万年筆、クラシックカメラとレンズ、自転車といった「道具」の素晴らしさを見直してみて下さい。他にも、囲碁や将棋、トランプやタロットカード、麻雀、パズルなど、自分の技術や創造力を高めることのできるものは身の回りにたくさんあるはずです。誰もが「限界的練習」を目指す必要はありませんが、そうした趣味の世界でも大いに好奇心を持ち、少しだけ本気を出すことができれば、私たちがふだんの仕事や生活で伸ばしたい能力を磨くことができます。しかもそれを十年も続けられたなら、自分でも驚くようなレベルに到達できるのです。

本を読んだり、市民講座に出かけたり、といったさまざまな方法で得られた知識や経験は、すべて自分の脳を働かせてものを考え、自ら答えを出していく力となります。知らぬ間にデジタル機器に使われて、自分の脳がもともと持っている力を衰えさせてしまわぬように、「脳に適度な負荷をかけ続ける」ということを意識したいものです。可塑性に富んだ私たちの脳は、必ずやそうした内面的で心理的な要求に応えてくれることでしょう。

あとがき

ＡＩが連日のようにメディアで取り上げられたり、さまざまな場面で使われたりするようになりました。たとえばＮＨＫニュースでは、アナウンサーがスタジオにいるにもかかわらず、唐突に「ＡＩによる自動音声でお伝えします」と切り替わります。「ＡＩアナは間違えない、ニュースを読む声も違和感なく『まるで人間』」（読売新聞オンライン２０２４年2月12日）といった楽観的な見方で大丈夫でしょうか。「ＡＩアナ」は不自然な抑揚のなさから人間でないと分かりますし、意味も分からずに無感情で発せられる合成音声には不気味《ぶきみ》さが感じられます。経済や効率が優先されて、「声の力で伝える」というアナウンサーの基本姿勢が軽視されています。

自治体でもＡＩの導入が急速に進んでおり、たとえば「北海道が生成ＡＩを本格導入

――業務の効率化進めるため」（NHKオンライン　2024年6月10日）といった報道がありました。AIの出した案に人間が従うというSFのような話は、すでに現実のものとなっており、議案の作成や審議までもAIが担うようになるかもしれません。

しかし、電卓が「計算を考えて」答えを出すわけではないのと同じで、AIが何かを考えて案を出したり判断したりするのではありません。人々の暮らしを守る政策やサービスについて、機械任せにしてよいのでしょうか。

本書では、現状の「合成AI」が人間の脳機能から大きく懸け離れた技術であることを指摘して、言語や思考の能力を損なうという点で、桁違《けたちが》いのリスクを持つことを明らかにしました。特に教育現場では、文章を書く指導で合成AIを使わせることは、深刻な逆効果を招きます。学生や生徒が自ら考えることを放棄して機械に頼るわけですから。英作文や和訳なども含め、書く力の低下はすべての教科に波及するでしょう。ですから「AIを使いこなす力」ではなく、「AIを使わない力」を養わねばなりません。

デジタル機器の中には、優れたデザイン性を持つものや、機能的なものもあります。しかし、本書で詳しく見てきたように、便利なデジタル技術は全般にわたって人間の自然な能力を阻害する可能性があるのです。検索に強いインターネットや、通知機能に優れたスマホであっても、おしなべて開発から日が浅い技術です。一方、手書きの技術には数千年の歴史があり、紙の本や新聞などの出版は、世界中で数百年も続いてきました。これまで継承してきた文化を安易に手放すのか、新技術を慎重に規制していくのか、私たちは今まさに岐路に立っています。

脳がどのように創造性を生み出すか、という究極の問題が未解明であるのに、デジタル化推進の意見は、人間固有の能力が機械で簡単に実現できるかのような幻想を抱かせています。そのような表面的な見方は、人間性や優れた創作能力を軽んじ、知的財産の価値を貶《おとし》めるものです。デジタル機器やＡＩがなければできないことなど、ほとんどありません。ニュートンやアインシュタインたちは、紙の本とノートだけで学び、紙とペンを使って革新的なアイデアをまとめ、新たな学問を作り上げたのです。

今や脳科学は、サイエンスの中で大きな関心を集め、社会にも浸透してきました。しかし、現在のＡＩが脳科学の応用技術として発展してきたわけではありません。ＡＩ工学は、むしろ脳科学や言語学と袂《たもと》を分かって、ゆがんだ形で肥大化したと言えます。学問的な背景や現在地については、最近まとめた『脳とAI―言語と思考へのアプローチ』（中公選書、2022年）や『東大塾　脳科学とAI』（東京大学出版会、2024年）をご覧ください。

言語学の例を一つ挙げましょう。「色のない緑の観念が猛然と眠る」という文と、「眠る猛然と観念が緑の色のない」という単語列を比較して、「文法性に対するいかなる統計的モデルにおいても」両者が区別できないということを示したのは、アメリカの言語学者ノーム・チョムスキーでした（『統辞構造論』福井直樹・辻子美保子訳、岩波文庫、2014年、pp.15-16）。どちらも意味がなく、データベースに現れる頻度も統計的にゼロですが、母語話者なら誰でも前者のみが「文法的」だと分かります。単語を並べる順序を逆にしただけでこのような違いが生じるわけです。合成AIはどちらの例も生み出すことがなく、文法的な区別はできませんから、文の構造を無視した技術の限界は明らかです。真の意味で人間の心と言葉に寄り添うような技術が、今なお必要とされているのです。

本書の執筆依頼は、8年前にさかのぼります。当初の企画から編集まで、朝日新聞出版書籍編集部の内山美加子さまにお世話になりました。また、本の製作スタッフの皆さまに厚くお礼申し上げます。

２０２４年９月

酒井邦嘉

Robles E: Functional reorganization of primary somatosensory cortex in adult owl monkeys after behaviorally controlled tactile stimulation. J Neurophysiol 63: 82-104, 1990
*10 Maguire EA, Gadian DG, Johnsrude IS, Good CD, Ashburner J, et al: Navigation-related structural change in the hippocampi of taxi drivers. Proc Natl Acad Sci USA 97: 4398-4403, 2000
*11 Maguire EA, Woollett K, Spiers HJ: London taxi drivers and bus drivers: A structural MRI and neuropsychological analysis. Hippocampus 16: 1091-1101, 2006
*12 Woollett K, Maguire EA: Acquiring "the knowledge" of London's layout drives structural brain changes. Curr Biol 21: 2109-2114, 2011
*13 Draganski B, Gaser C, Busch V, Schuierer G, Bogdahn U, et al: Changes in grey matter induced by training. Nature 427: 311-312, 2004
*14 DeStefano D, LeFevre J-A: Cognitive load in hypertext reading: A review. Comput Human Behav 23: 1616-1641, 2007

References

＊1 Mueller PA, Oppenheimer DM: The pen is mightier than the keyboard: Advantages of longhand over laptop note taking. Psychol Sci 25: 1159-1168, 2014

＊2 Mueller PA, Oppenheimer DM: Corrigendum: The pen is mightier than the keyboard: Advantages of longhand over laptop note taking. Psychol Sci 29: 1565-1568, 2018

＊3 Wästlund E, Reinikka H, Norlander T, Archer T: Effects of VDT and paper presentation on consumption and production of information: Psychological and physiological factors. Comput Human Behav 21: 377-394, 2005

＊4 Mangen A, Walgermo BR, Brønnick K: Reading linear texts on paper versus computer screen: Effects on reading comprehension. Int J Educ Res 58: 61-68, 2013

＊5 Topiwala A, Wang C, Ebmeier KP, Burgess S, Bell S, et al: Associations between moderate alcohol consumption, brain iron, and cognition in UK Biobank participants: Observational and mendelian randomization analyses. PLOS Med 19, e1004039: 1-26, 2022

＊6 Umejima K, Ibaraki T, Yamazaki T, Sakai KL: Paper notebooks vs. mobile devices: Brain activation differences during memory retrieval. Front Behav Neurosci 15, 634 158: 1-11, 2021

＊7 八木橋正泰、酒井邦嘉：マンガの文脈による心的状態を反映した脳活動. Brain and Nerve 73: 79-87, 2021

＊8 Umejima K, Flynn S, Sakai KL: Enhanced activations in the dorsal inferior frontal gyrus specifying the who, when, and what for successful building of sentence structures in a new language. Sci Rep 14: 54, 2024

＊9 Jenkins WM, Merzenich MM, Ochs MT, Allard T, Guíc-

酒井邦嘉 さかい・くによし
言語脳科学者。1964年、東京都生まれ。東京大学医学部助手、ハーバード大学リサーチフェロー、マサチューセッツ工科大学客員研究員、東京大学大学院総合文化研究科助教授・准教授を経て、2012年に同教授。02年、『言語の脳科学』(中公新書)で第56回毎日出版文化賞、05年、「脳機能マッピングによる言語処理機構の解明」で第19回塚原仲晃記念賞受賞。著書に、『脳を創る読書——なぜ「紙の本」が人にとって必要なのか』(実業之日本社)、『チョムスキーと言語脳科学』(インターナショナル新書)、『脳とAI』(編著、中公選書)などがある。

朝日新書
972

デジタル脳《のう》クライシス

AI時代をどう生きるか

2024年10月30日 第1刷発行
2025年6月10日 第3刷発行

著　者　酒井邦嘉

発行者　宇都宮健太朗
カバーデザイン　アンスガー・フォルマー　田嶋佳子
印刷所　TOPPANクロレ株式会社
発行所　朝日新聞出版
〒104-8011　東京都中央区築地5-3-2
電話　03-5541-8832(編集)
03-5540-7793(販売)

Published in Japan by Asahi Shimbun Publications Inc.
ISBN 978-4-02-295283-7
定価はカバーに表示してあります。

落丁・乱丁の場合は弊社業務部(電話03-5540-7800)へご連絡ください。
送料弊社負担にてお取り替えいたします。

朝日新書

宗教と政治の戦後史
統一教会・日本会議・創価学会の研究

櫻井義秀

安倍派と蜜月の統一教会、悲願の改憲をめざす日本会議、自民党とともに政権を握る公明党=創価学会。草の根的な活動から始まった〝3大団体〟はいかに政界に近づき、社会を動かし、日本の姿をゆがめてきたのか。戦後政治史上最大のタブーに、第一人者が鋭く迫る。

デジタル脳クライシス
AI時代をどう生きるか

酒井邦嘉

デジタル機器への依存がもたらす脳への悪影響は、AIの登場でますます高まっている。「手書きの場合とタブレット入力後の脳活動の差」「見開き提示による選択的注意や共感度の差」など、脳科学の研究成果に基づき、AIを規制し読書を取り戻す必要性を説く。

「黒塗り公文書」の闇を暴く

日向咲嗣

モリカケなどの重大事件で注目を集めた黒塗り公文書だが、実は、地方自治体レベルでも日常的に黒塗りは行われている。市民が開示を求めた情報をどうして行政は黒塗りにするのか、黒塗りが許される理由は何か。黒塗りで隠された官民連携の闇に迫る。

戦国時代を変えた合戦と城
桶狭間合戦から大坂の陣まで

千田嘉博／著
平山　優／著
鮎川哲也／構成

浜松城、長篠城、小牧城、駿府城、江戸城、大坂城——歴史を変えた合戦の舞台となった城で何がわかってきたのか。研究を牽引する二人が城の見どころを熱く語り、通説を徹底検証。信玄、信長、家康、秀吉ら武将の戦術と苦悩を城から読み解く。